아카보시식
미라클 다이어트!

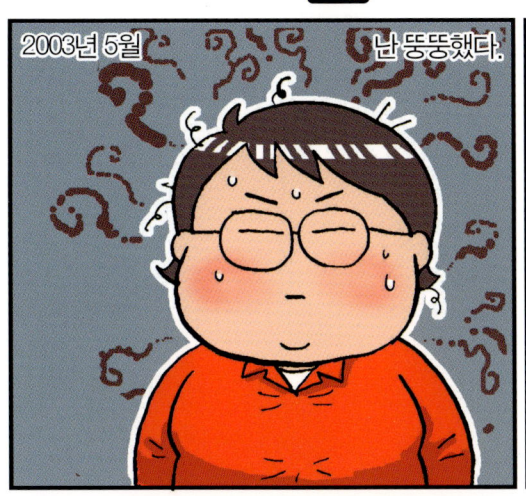

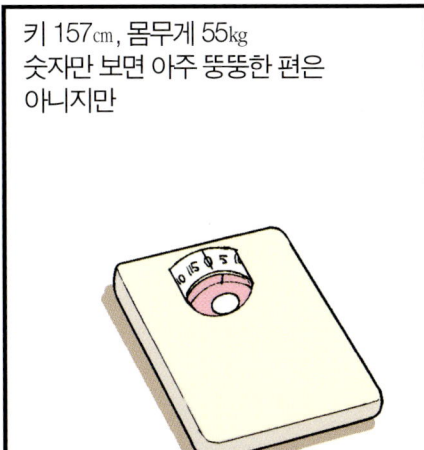

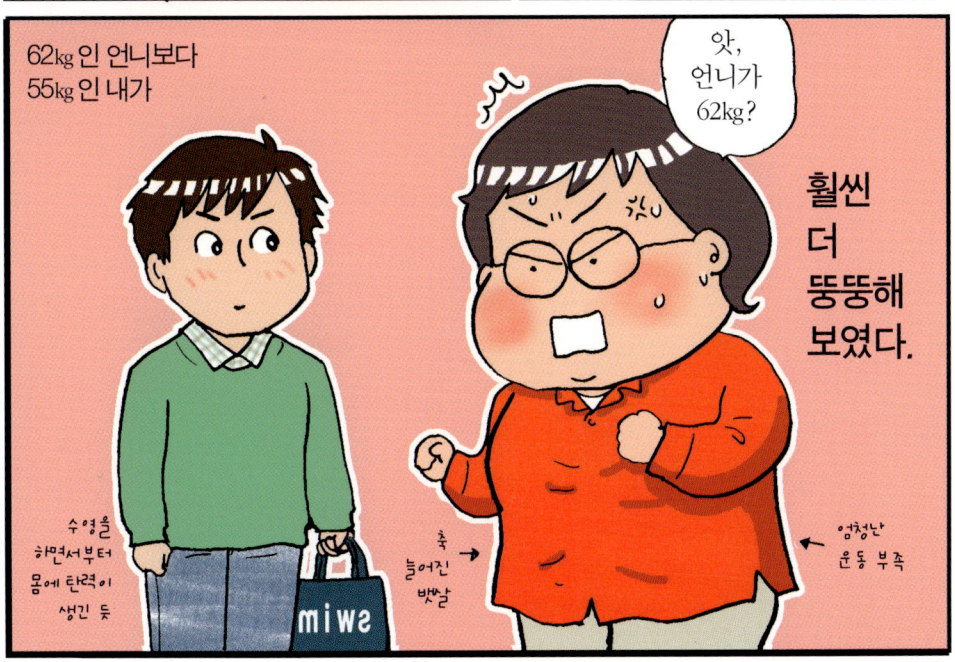

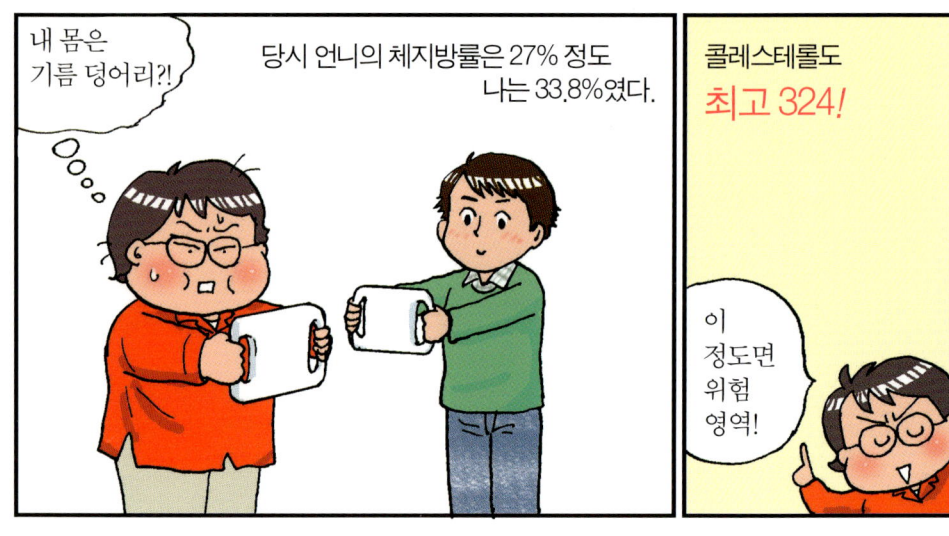
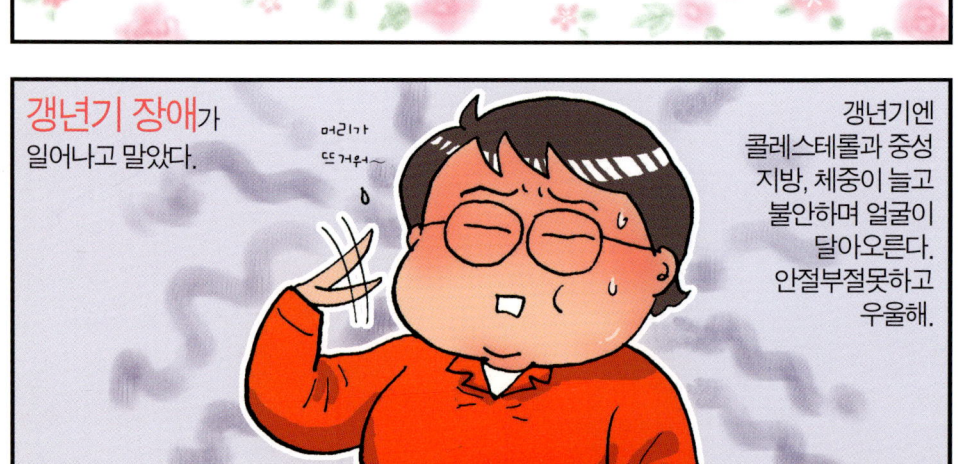

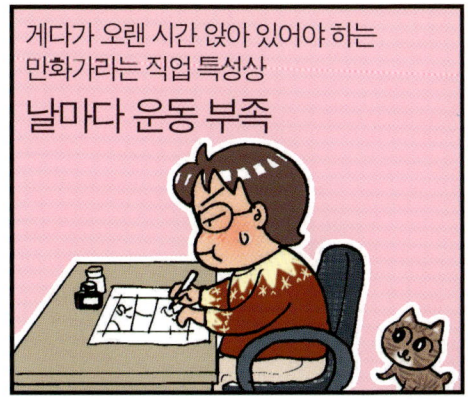
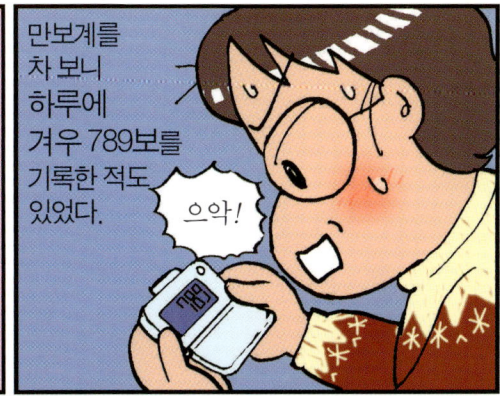
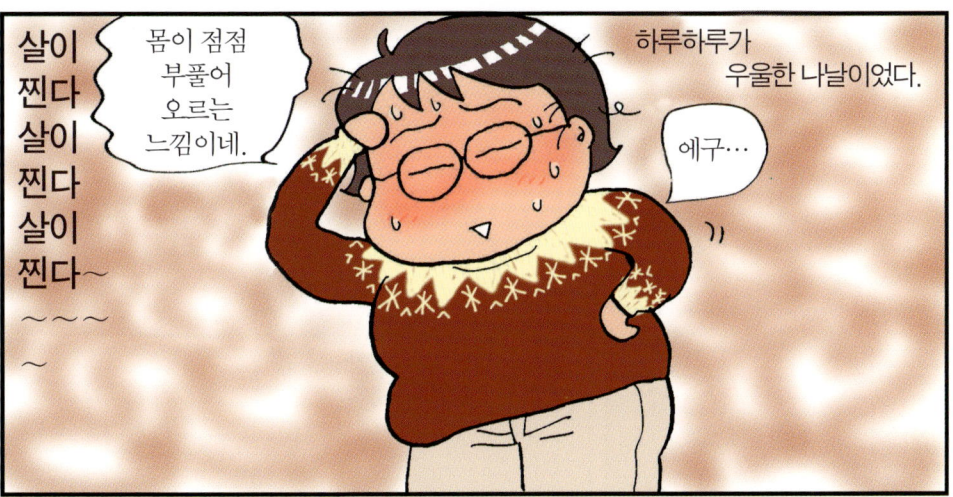
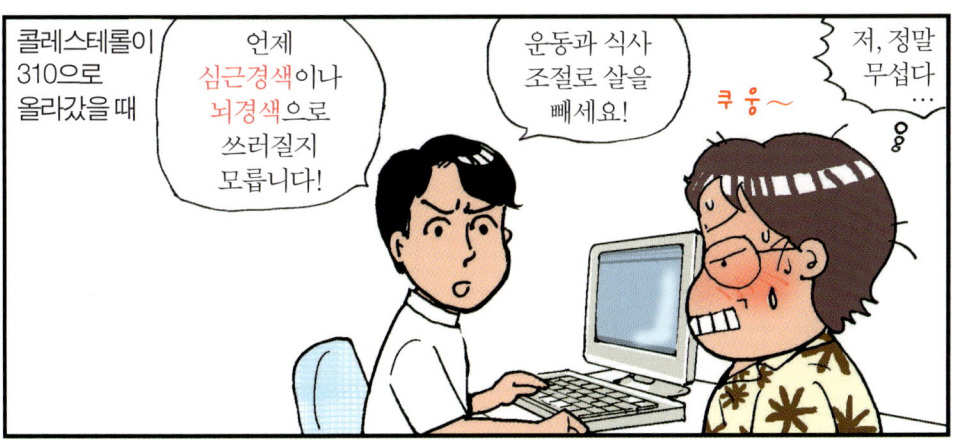

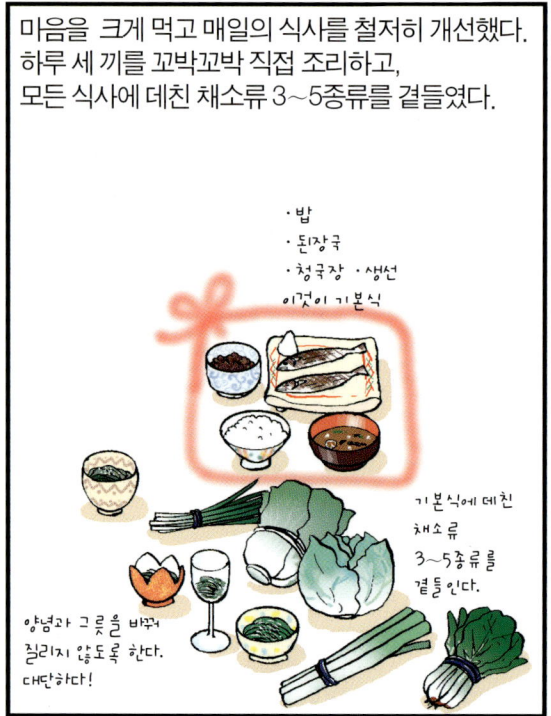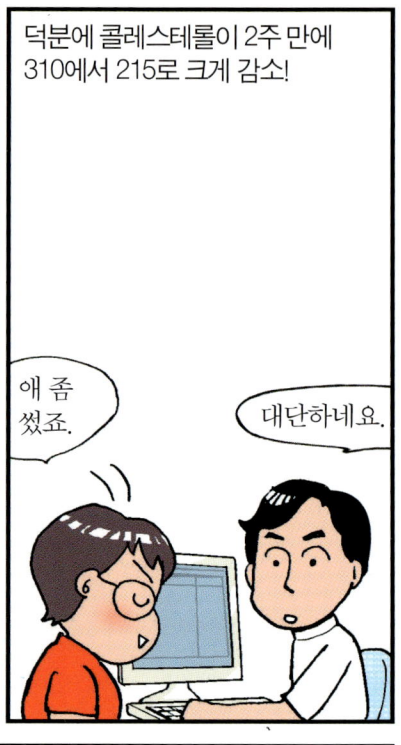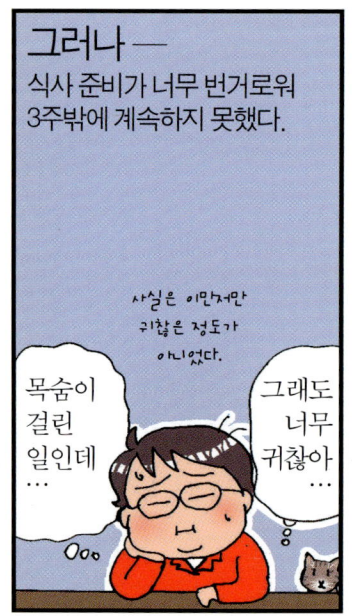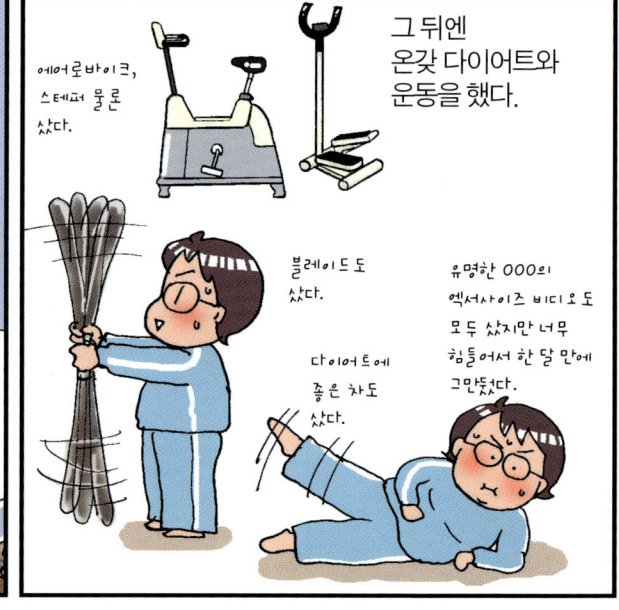

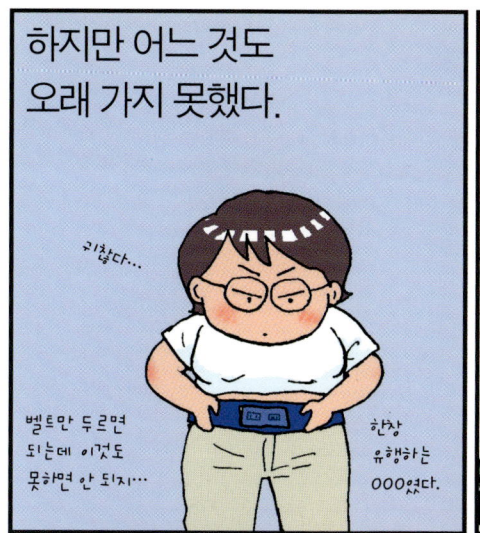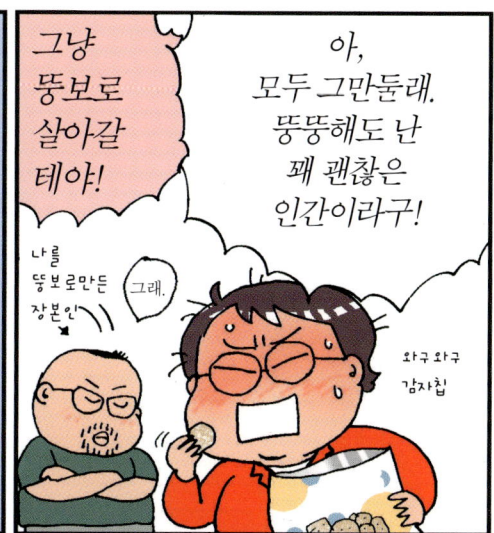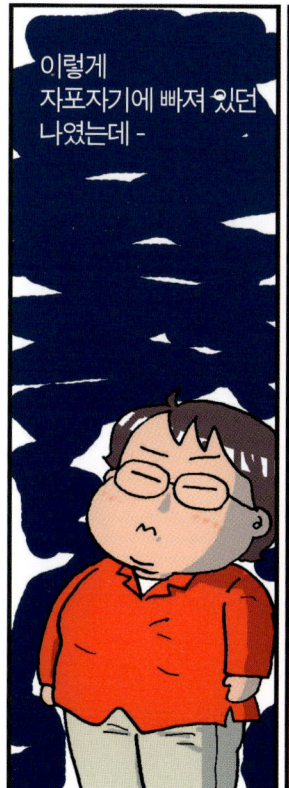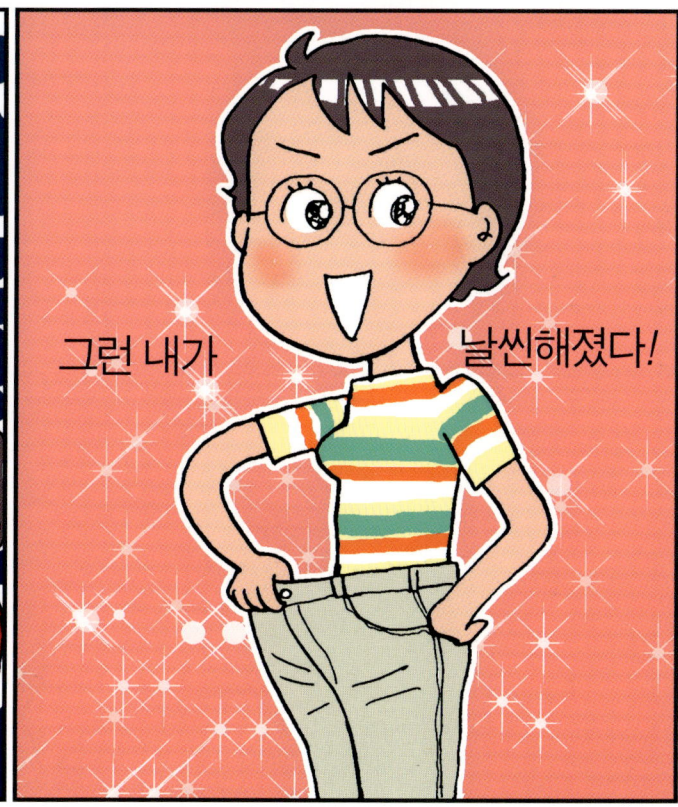

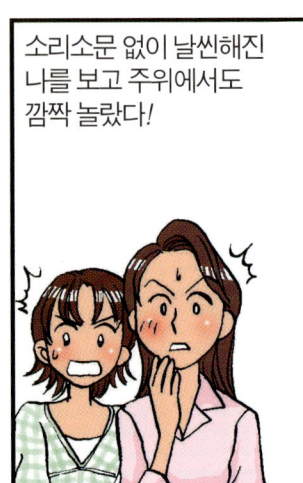
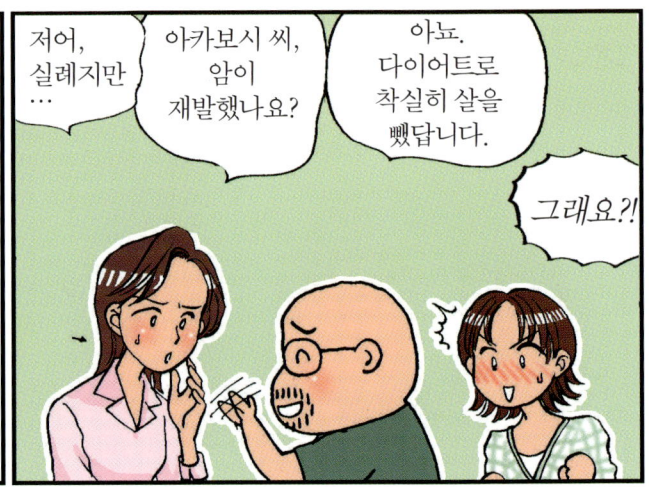
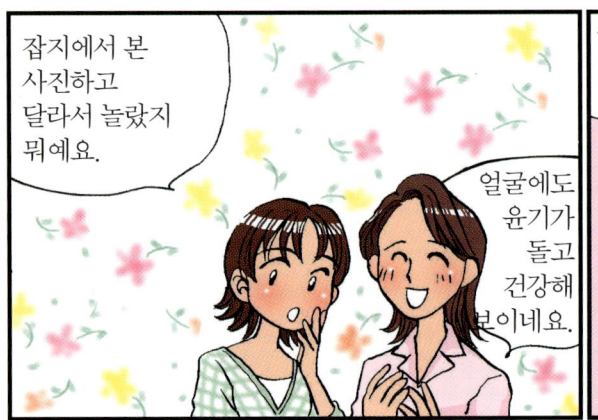
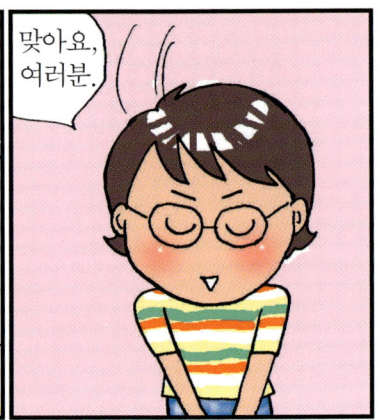
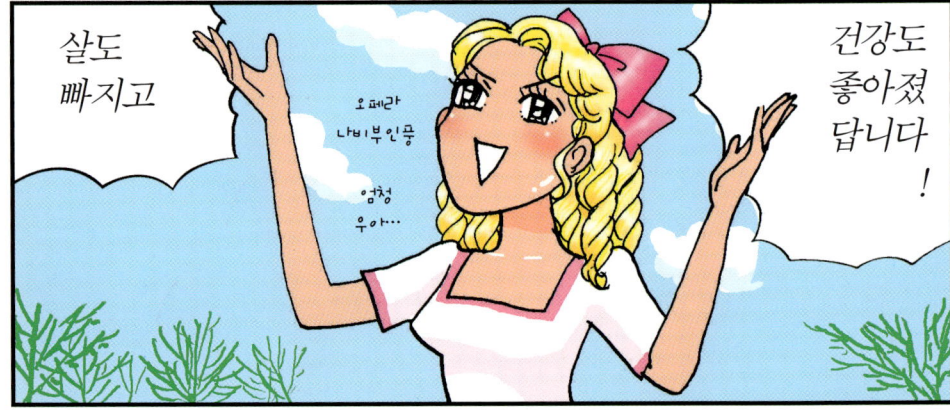

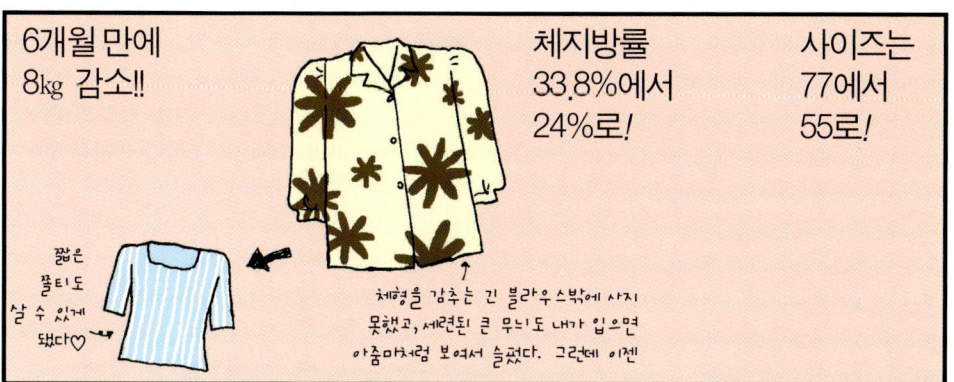
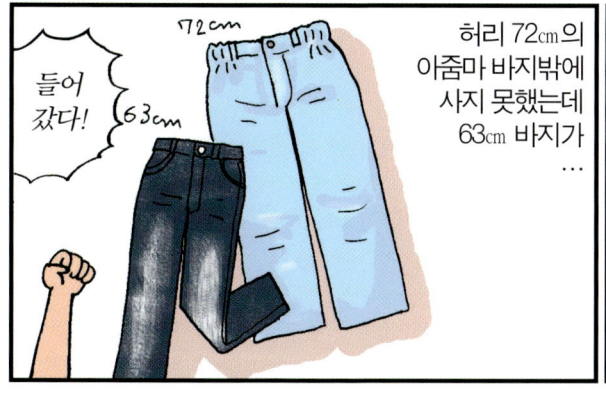
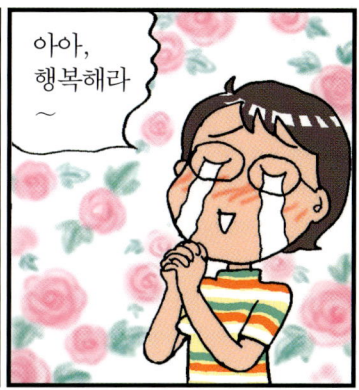
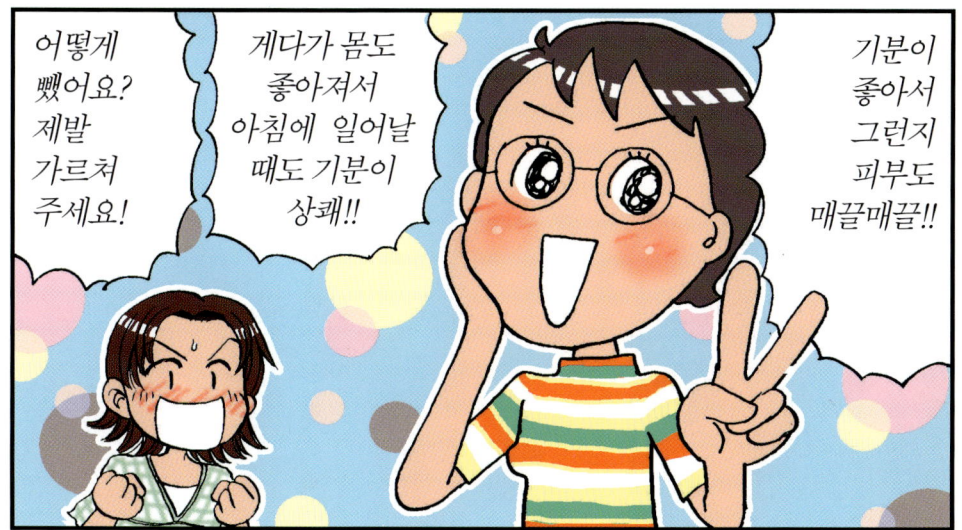

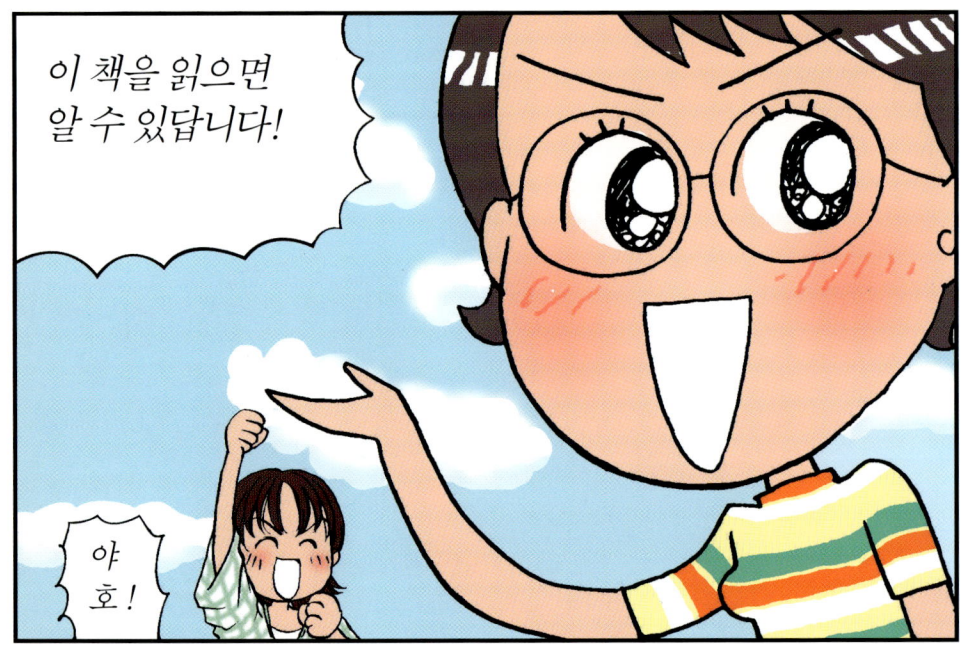

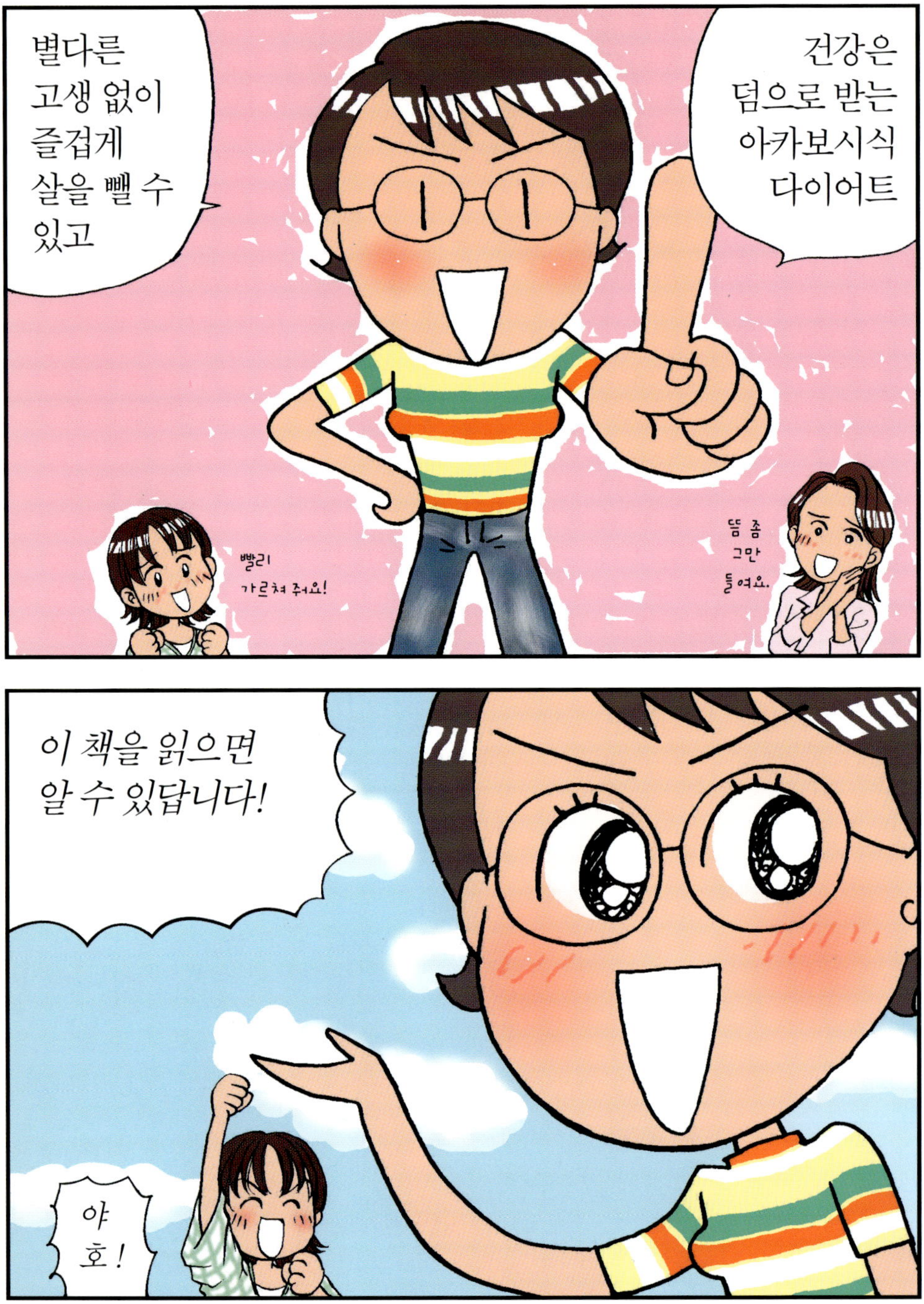

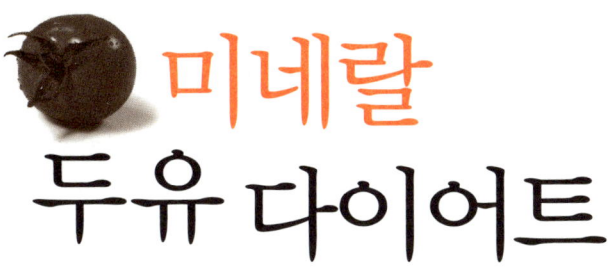

미네랄
두유 다이어트

아카보시 다미코 글·그림 | 최수진 옮김

아카데미북

■ 프롤로그 — 나도 다이어트에 성공했다

"살빼기를 잘했다!"
지금 저는 절감하고 있습니다.

세상에는 여러 가지 다이어트법이 있습니다. 그러나 잘못된 다이어트는 건강을 해칠 수도 있으므로 다이어트 방법은 신중하게 선택해야 합니다.
그렇다면 어떻게 해야 건강하게 살을 뺄 수 있을까요?
가능하면 빨리, 가능하면 간단하게. 하지만 생각대로 잘 진행되지 않는 다이어트.
그런데 저는 정말이지 간단한 방법으로 즐겁게 살을 뺐습니다. 방법을 전수받은 친구들도 대부분 성공했고요!
여러분은 어떻게 그렇게 간단히 살을 뺄 수 있느냐고 반신반의 하시겠죠? 그런 방법이 정말 있다면 빨리 알고 싶어 마음이 급해지시죠? 후후후, 그 기분 잘 압니다.
다이어트란 '당신의 생활 방식' 자체입니다. '살을 빼는 생활 방식'이 아닌 '뚱뚱해지지 않는 생활 방식'을 평생 고수하는 것이 올바른 다이어트라고 생각합니다. 따라서 어렵고 힘든 방법은 절대 금물이죠. 고도의 인내심이 필요한 방법을 평생 실행할 수 있겠습니까?

날씬한 사람들, 건강하게 생활하고 있는 사람들에게는 모두 공통점이 있습니다. 그들은 입을 모아 "좀 모자란 듯하게 먹고 열심히 움직이면 된다"고 말하죠.

그러나 그게 그렇게 쉽다면 아무도 고생할 필요가 없겠죠. 그게 잘 안 되니까 문제란 말입니다.

저는 모자란 듯하게 배를 채우지 못하는 부류의 사람입니다. 포만감을 느끼기 전에 식사를 중단할 수 있다면 얼마나 좋을까요!

못합니다. 그런 일은 절대 못해요! 배가 터지도록 먹어야 그만둘 수 있는 걸 어떻게 합니까?

눈앞에 음식이나 과자가 있으면 그것을 전부 먹어 치울 때까지 멈추지 못하는, 저는 그런 부류였습니다. 하지만 요리나 과자 먹기를 중간에 그만둘 수 있는 사람도 존재합니다. 저는 그런 사람을 보면 "쳇, 잘난 체하기는……" 하고 중얼거리며 외계인 보듯 바라봤죠. 그러고 보면 저도 참 속이 좁은 여자입니다.

접시를 비울 때까지 멈추지 못하는 나와는 달리 음식을 남기고 일어서는 사람을 보면 '참 의지가 강한 사람이네. 나한텐 도저히 무리야'라고 경외감조차 느꼈습니다.

그런데 제가 경험한 다이어트 방식을 따라하면 의지가 약한 사람도 좀 부족한 듯한 시점에서 식사를 마칠 수 있게 됩니다.

  이 다이어트 방식을 따르다 보면 자연스럽게 식사량이 줄게 됩니다. 식욕을 억누르지 않고 적절한 양의 식사를 하게 되므로 절대 살이 찌지 않죠. 게다가 끊임없이 과자를 먹어 대던 제가 간식을 대폭 줄이게 되었습니다. 인내심을 발휘하지 않고도 자연스럽게 간식에 대한 욕구가 없어지더군요.

  정말 신기합니다.

  하지만 잘 생각해 보면 여러 가지 이치가 딱 들어맞아 살을 뺄 수 있었던 것 같습니다.

  저의 이 다이어트법, 여러분도 꼭 시도해 보시기 바랍니다. 무엇보다 몸이 좋아지므로 건강과 몸매, 두 마리 토끼를 모두 잡고 싶은 사람에게는 안성맞춤입니다!

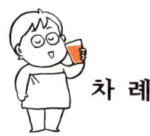 차 례

프롤로그 - 나도 다이어트에 성공했다 · · · · · · · · · · · · · · 10

제1장 미네랄 두유 다이어트의 탄생 비화 · · · · · · · 15

아카보시식 다이어트는 야채 주스＋두유다! · · · · · · · · · 21
아카보시식 다이어트 갱년기는 여신의 길 · · · · · · · · · · 26
전문의의 조언 1 갱년기가 되면 왜 살이 찔까? · · · · · · · · 32

제2장 다이어트 실천 분투기 · · · · · · · · · · · · · · · 33

나의 다이어트에 대한 결론 · · · · · · · · · · · · · · · · · · · 34
영양 관리사의 조언 1 다이어트에 효과적인 비타민과 미네랄의 작용 · · · · · 40
전문의의 조언 2 비타민과 미네랄로 포만감을 느끼는 이유 · · · · · · · · 42
당신과 살면 뚱뚱해질 수밖에 없어 · · · · · · · · · · · · · · · 57
전문의의 조언 3 주스에 함유된 수용성 식이섬유의 작용 · · · · · · · · · 63
영양 관리사의 조언 2 두유에 함유된 대두 이소플라본이란? · · · · · · · · 64
당신도 할 수 있는 가사로빅 · · · · · · · · · · · · · · · · · · 71

제3장 효과가 확실한 미네랄 두유 주스 만들기 · · · 73

미네랄 두유 다이어트의 기본 7가지 · · · · · · · · · · · · · · 74

기본적인 미네랄 두유 주스 2가지 · · · · · · · · · · · · · · · · 76
기본적인 미네랄 두유 주스 만드는 법 · · · · · · · · · · · 78
여러 가지 미네랄 두유 주스 · · · · · · · · · · · · · · · · · · 82
미네랄 두유 주스 Q&A · 84
Mineral & Vitamin - 미네랄 & 비타민이 풍부한 재료들 · · · · · 88
야채를 시들지 않게 보관하는 방법 · · · · · · · · · · · · · 96
아카보시식 간식 아이디어 · 98

제4장 야채 찌꺼기를 이용한 친환경 요리 · · · · · · · · 99

전문의의 조언 4 비만 예방에 효과적인 주스 찌꺼기 · · · · · · · · · · 114
도구 선택과 설거지 요령 · 116
미네랄 두유 주스로 좋아지는 피부 이야기 · · · · · · · · 118

제5장 미네랄 두유 다이어트 체험담 · · · · · · · · · · · · 121

외모도 체중도 이렇게 달라졌다! · · · · · · · · · · · · · · · 122

에필로그 - 비만과 싸워 이기자 · · · · · · · · · · · · · · · · · 134

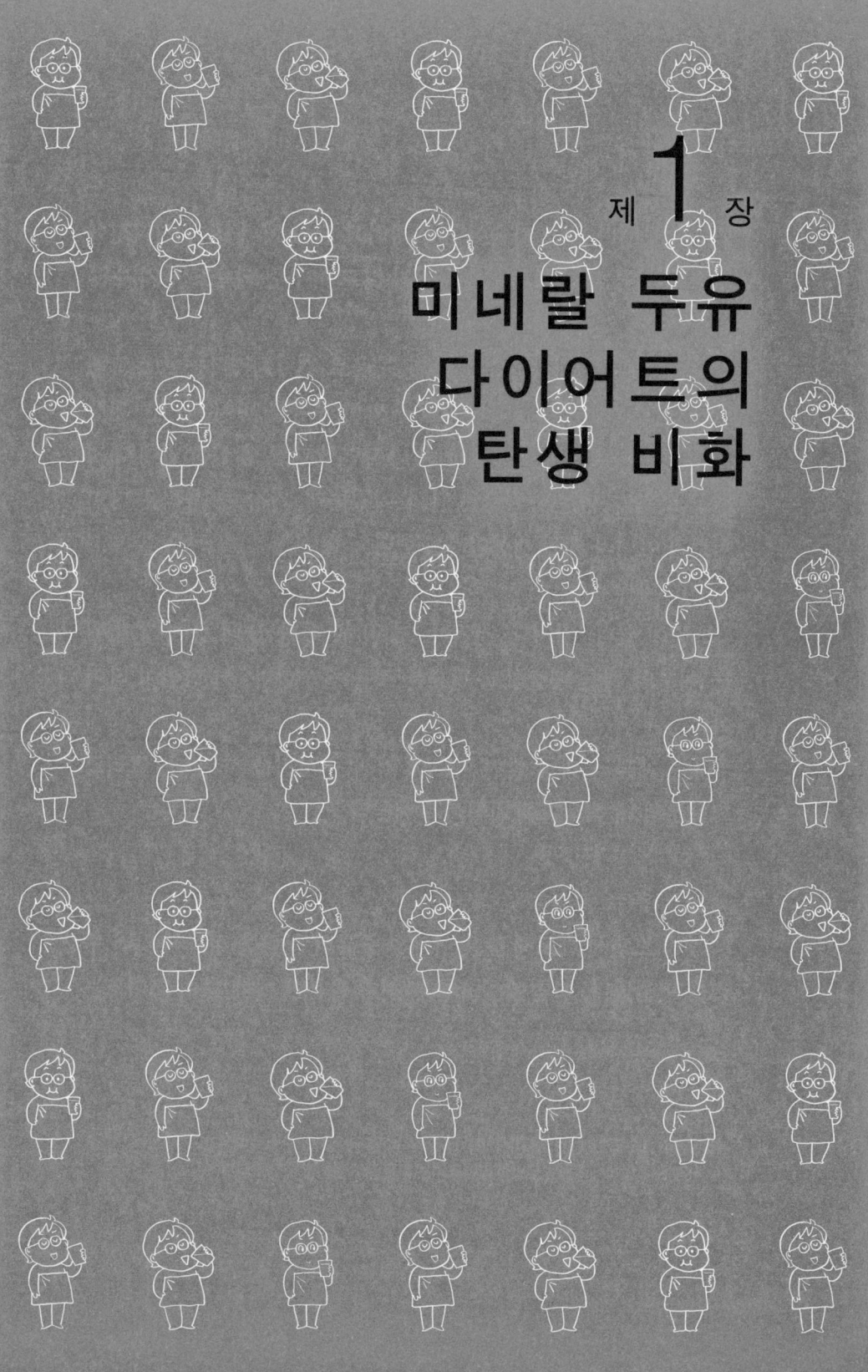

제 1 장

미네랄 두유
다이어트의
탄생 비화

아카보시 다이어트는 이렇게 탄생했다

몸이 무겁다……. 가슴이 두근거리고 숨이 차다……. 컨디션이 나쁘고 살이 쪄서 정장도 어울리지 않고 아무런 의욕도 생기지 않는다…….

그러던 중 TV에서 야채 주스와 두유로 건강해졌다는 프로그램을 보게 되었다. 집에서 야채 즙을 짜서 두유를 넣어 마시는 건강법이었다. 이 주스를 하루 세 번 마시면서 다른 음식은 입에 대지 않고 3일을 지낸다는 '짧은 단식'이었는데, 가장 큰 목적은 다이어트가 아니라 체질 개선이라고 했다.

"저거다!"

느낌이 왔다. 저거다, 저거야, 저거! 체질 개선! 내 몸에 쌓여 있는 여분의 것을 배출하고 필요한 것을 흡수한다. 저 방법이 딱이야!

나는 재빨리 대형 할인 마트에 가서 주서기를 사 왔다. 그리고 그날부터 내 식생활에 변혁이 일어났다.

주스 1일째

TV를 보면서 메모해 놓은 야채의 종류와 분량을 정확히 맞춰 주스를 만들었다. 아침에 주스를 마시자 온몸에 야채 즙이 스며드는

남편과 조수도 함께!
내 남편과 조수도 함께 주스를 마시기로 했다. 왜냐하면 나 혼자만 주스로 때우고 두 사람은 내 앞에서 커틀릿 덮밥과 라면을 먹는 일은 절대 용서할 수 없으니까!

것 같고 맛도 아주 좋았다. 하루 세 번 주스만 마시고 식사는 하지 않아야 하므로 낮에도 밤에도 주스를 마셨다.

밤에 좀 출출해서 레시피에 있는 야채 정도면 괜찮을 거라고 스스로를 위로하며 토마토 1개를 먹었다. 그리고 두유도 조금 마셨더니 밤의 공복감이 해소되었다.

아침에 몸무게를 재 보니 55kg. 밤에는 54kg이었다.

2일째

아침에 눈이 잘 떠지는 것 같다. 기분 탓인가? 아침, 점심, 저녁에 야채 주스를 마셨다. 냉장고의 야채가 금세 줄어드는 것을 보고 내 인생에서 이렇게 야채를 많이 섭취한 시기가 있었던가 하는 감개에 젖었다. 밤에 약간 허기가 져서 맛김과 바나나를 먹었다. 늦은 오후에는 간식 대신 두유를 마셨다.

많은 사람들은 이렇게 간식에 손을 대면 "실패다! 다 틀렸어"라고 하며 자신을 책망한다. 하지만 내 경우는 '엄청나게 먹어 대던 식사와 간식의 양이 대폭 줄었기 때문에 약간의 간식을 허용한다 해도 성공한 것이다' 라는 아전인수격 해석이 좋은 결과를 낳았던 것 같다.

몸무게는 53.5kg.

맨 처음 느낀 것은 아침에 눈이 잘 떠진다는 것

아침에 상쾌한 기분으로 일어날 수 있게 된 것은 나뿐만이 아니었다. 남편도 "지금까지와 달리 왠지 아침부터 컨디션이 좋은데"라며 만족스러워했다. 오전부터 머리 회전이 좋아진 듯하다.

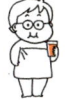

3일째

아침에 거울을 보니 얼굴이 홀쭉해진 것 같다. 보름달처럼 둥그렇던 얼굴이 이제 평범한 둥근 얼굴로 보인다. 작년에 산 바지도 헐렁하다.

아침, 점심, 저녁 모두 야채 주스에 두유를 섞어 마셨다. 분량을 조금씩 늘려 보기도 하며 공복감을 느끼지 않도록 신경 썼다. 분량을 반드시 지켜야 한다고는 생각하지 않는다. 얼마 전까지 아이스크림과 초콜릿을 게걸스럽게 먹어 대던 것을 생각하면 이것으로도 대성공이 아닌가 말이다.

역시 밤에 배가 고파서 바나나 한 개를 먹었다.

몸무게는 3kg 줄어 52kg이 되었다.

4일째

예정했던 사흘이 지났으므로 보통식을 먹어도 되지만 여기서 갑자기 보통식으로 돌아가면 영양 섭취가 더 활발해져 요요 현상이 일어날 것 같았다. 그래서 서서히 보통식으로 돌아가기로 하고 아침과 점심은 주스에 두유를 섞어 마시고 저녁은 가벼운 보통식(국수)을 먹었다.

밤에 보통식을 먹은 탓인지 정확히 52kg이던 몸무게가 약간 불었다. 53kg까지는 아니고 52.8kg 정도. 눈금 단위가 0.5kg이므로 별로 정확하진 않지만…….

　조금 불었다고는 해도 55kg이던 내가 며칠새 52kg대가 되다니 정말 기쁘다.

5일째

　아침엔 주스를 마시기로 결심했다. 아침에 주스를 마시면 컨디션이 좋아진다. 하루하루 얼굴이 갸름해지고 배가 들어가고 있다. 몸무게는 52kg대(53kg 미만)를 유지.

6일째

　아침에 눈을 뜨면 기분이 상쾌하다. 아침에 만드는 주스에 냉장고에 남아 있는 야채를 이것저것 활용해 보기로 했다. 좀 시든 야채라도 바로 주스로 만들어 먹으면 버리지 않아도 된다. 아침은 주스와 두유를 점심과 저녁은 보통식을 먹는데, 확실히 양이 줄어든 것이 느껴진다. 위가 작아졌을까?

7일째

　주스를 마시기 시작한 지 일주일이 지났다. 몸무게는 51kg대를 유지. 52kg이 될 때도 있지만 아침에는 어김없이 51kg대로 돌아간다.

변화는 남편에게도 나타났다
조금만 뜨거운 음식을 먹어도 땀을 뚝뚝 흘리던 남편이 야채 주스를 마시면서부터 땀을 많이 흘리지 않게 되었다. 체내의 수분 밸런스가 좋아진 것일까?

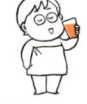

이 다이어트를 시작하기 전날 병원에 가서 정기 검진을 받았다. 다이어트 전에 혈액 검사 결과를 들은 뒤 다이어트 뒤에 혈액 검사를 한 번 더 받았다. 일주일 동안 야채 주스를 계속 마신 결과가 어떻게 나올지 기대된다.

결과. 주스와 두유를 마시기 전의 콜레스테롤 수치는 324mg/dl. 일주일간 주스를 마신 결과 280대까지 감소! 일주일 만에 이렇게 내려가다니, 정말 굉장하다! 게다가 별다른 고생도 하지 않았는데……. 야채 주스와 두유의 효과는 그야말로 놀라웠다.

이때부터다. 내 생활에서 야채 주스와 두유가 필수적인 요소가 된 것은. 야채는 곧 비타민이라고 생각하기 쉽지만 사실 야채에는 다이어트에 도움이 되는(상세한 내용은 42쪽 참고) '미네랄' 도 풍부하게 함유되어 있다. 그래서 나는 이 야채 주스와 두유를 '미네랄 두유 주스' 라고 이름붙였다.

지금까지 설명한 내용이 내가 '미네랄 두유 다이어트' 를 신봉하는 계기가 된 일주일간의 이야기다.

지금도 아침에는 이 주스를 마신다. 앞으로도 나는 점점 더 예뻐지고 날씬해질 것이다. 55kg이던 몸무게가 47kg으로. 음하하하. 이 아카보시식 다이어트의 자세한 내용에 대해서는 제2장에서 확실히 보고하도록 하겠다.

조수에게도 효과가!

나와 남편, 조수 모두 3일 만에 몸무게가 3kg 감소! 이 다이어트법의 절대 효과는 점점 커진다는 것을 실감하고 있다. 그 뒤 조수는 미네랄 두유 다이어트로 무려 8kg이나 살이 빠졌다.

지은이의
다이어트 생각

— 아카보시식 다이어트는
야채 주스 + 두유다!

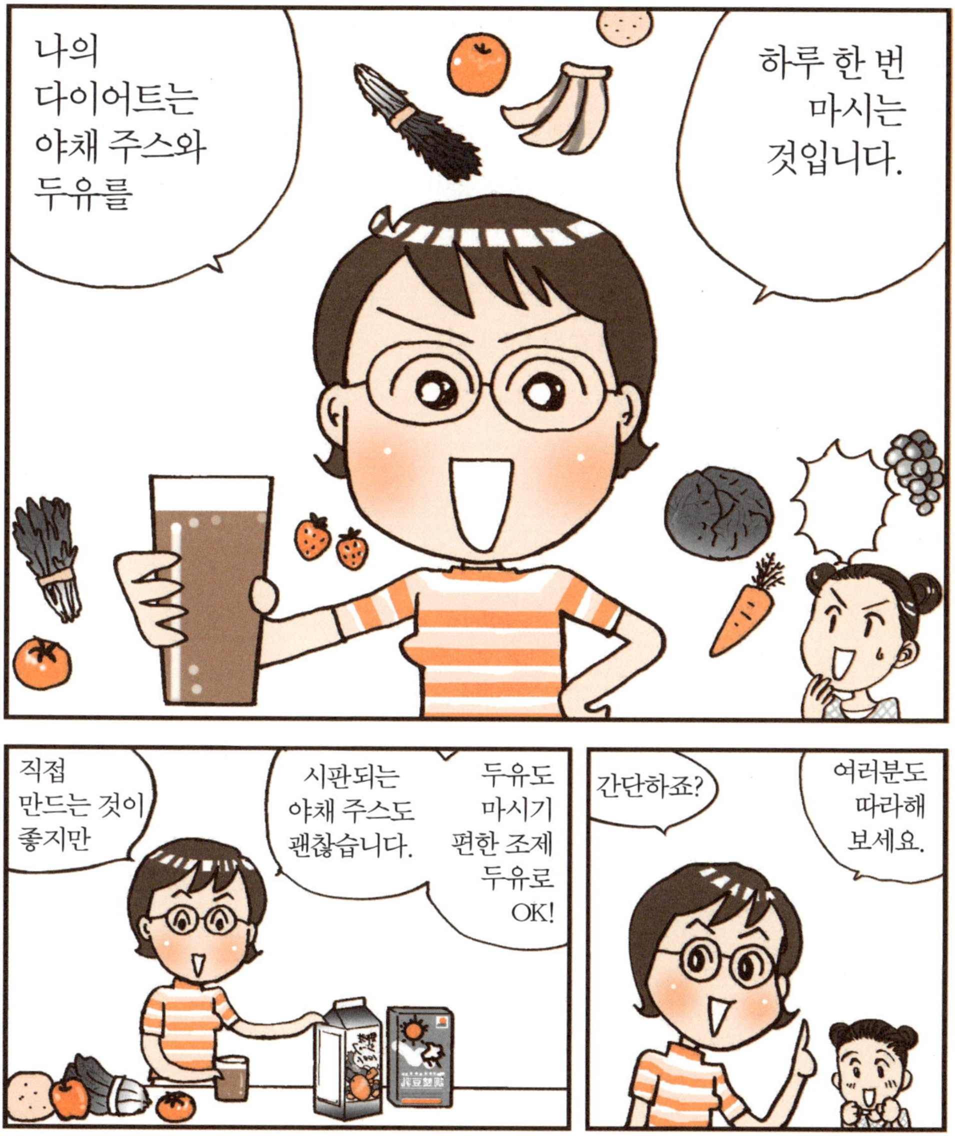

내가 뚱뚱해진 이유

나이가 들면서 점점 몸의 굴곡이 없어지는 '중년 비만'. 참 무서운 말이다. 나이를 먹을수록 운동량은 줄어드는데 젊을 때처럼 음식을 섭취하면 당연히 살이 찌게 된다. 나는 그것이 체중 증가의 원인이라고 생각했다.

식사량은 변하지 않는데 운동량이 줄어들면 확실히 살이 찐다. 그러나 건강한 사람이라면 운동량이 줄어들면서 그에 맞춰 식욕도 다소 줄어들게 마련이다.

중년으로 접어들면서 젊은 시절과 달리 기름진 음식을 덜 먹게 되는 것도 운동량과 식욕이 균형을 이루고 있다는 증거다. 그런데 내 경우에는 운동량과 식욕의 균형 파괴만이 원인은 아니었다. 나는 39세 때 자궁암 수술을 하면서 자궁과 난소를 전부 적출했다. 다행히 자궁암은 완쾌되어 수술 후 7년이 흐른 지금은 안심해도 좋은 상태다. 그런데 문제는 난소 적출로 인한 갱년기 장애가 갑자기 시작된 것이다.

갱년기 장애란 갱년기에 나타나는 심신의 각종 장애로, 난소 기능의 감퇴나 갑상선·뇌하수체 전엽·부신 등 내분비선의 기능 장애 등이 자율 신경 계통에 영향을 끼쳐 교감 신경 또는 부교감 신경을 자극하여 발생한다. 보통 전신 증세와 국부 증세로 나뉘는

누구에게나 찾아오는 갱년기
폐경을 경계로 여성의 몸과 마음에 여러 가지 변화가 나타나는 시기를 갱년기라고 한다. 현재 일본과 한국 여성의 평균 폐경 연령은 50세 전후라고 한다.

데, 초조·불안·집중력 약화·불면증·어깨 결림·요통 등 여러 가지 증상이 있다.

　내게도 다양한 증상이 나타났는데, 그중 가장 위험한 것은 콜레스테롤 수치의 상승이었다. 여성 호르몬은 콜레스테롤이나 중성 지방이 증가하는 것을 억제해 주는 기능을 하는데, 수술로 난소를 적출한 나는 더 이상 여성 호르몬이 분비되지 않는 상태였다. 그 때문에 콜레스테롤 수치는 가파른 상승세를 보였다.

　암 수술을 받기 위해 입원해 있을 때는 영양의 균형과 칼로리가 조화된 식사를 하고, 매일 2시간씩 걷기 운동까지 했지만 그 시기에도 콜레스테롤과 중성 지방 수치는 상승일로에 있었다. 그러나 퇴원하고 나서 다시 불규칙한 식사와 숨쉬기 운동밖에 하지 않는 생활로 돌아간 결과 콜레스테롤 수치는 324까지 올라갔다. 게다가 몸 또한 점점 부풀어오르기 시작했다.

　'부풀어오르다' 라는 표현이 딱 들어맞는다. 체중도 증가했지만 겉모습은 더욱 심각한 상태로, 62kg인 언니(수영을 했다)와 나란히 서면 55kg인 내가 더 뚱뚱해 보였다. 근육 62kg과 지방 55kg. 지방으로 둘러싸인 내 몸은 마치 살짝 부풀어오른 빵처럼 보였다. 충격적인 사실이었다. 게다가 정기 검진을 위해 찾아간 병원에서 콜레스테롤 수치가 너무 높아 위험한 상태라며 의사 선생님이 엄포를 놓았을 때는 뚱보가 되었다는 사실보다 더 큰 충격을 받았다.

에스트로겐 부족이 일으키는 질병
갱년기에 갑자기 감소하여 여성의 몸에 여러 가지 변화를 일으키는 여성 호르몬은 에스트로겐(estrogen : 난포 호르몬)이다. 에스트로겐은 골다공증·지질(脂質) 대사 이상·동맥 경화·심근경색·뇌졸중 등과 큰 관련이 있다.

324라니! 그 전에 310이 되었을 때도 의사에게 "언제 뇌경색이나 심근경색으로 쓰러질지 모르는 위험한 상태입니다"라는 질책을 받았었다. 또한 콜레스테롤에 대해 잘 아는 사람들에게 310이라고 하면 모두 갑자기 얼굴 표정이 어두워지며 "거 참, 큰일이네요"라는 걱정을 들었던 수치였다. 그런데 이번엔 324로 올라가다니, 비명을 지르고 싶은 심정이었다. 머릿속에서 사이렌이 울리기 시작했다. '갱년기를 얕봐서는 결코 안 되겠다.' 나는 이렇게 다짐하며 주먹을 불끈 쥐었다.

갱년기는 여신(女神)의 길!?

나는 수술로 인해 친구들보다 빨리 갱년기를 맞았기 때문에 갱년기 비만도 먼저 체험했다. 요즘 들어 내 친구들은 갱년기를 맞아 서서히 살이 찌고 있다.

지금까지 아주 날씬한 몸매를 유지하던 친구가 "글쎄, 50kg이 넘었는데, 아무리 노력해도 줄지를 않네"라고 한탄하길래 "갱년기라 그래. 한약을 먹으면 좀 괜찮아질 거야. 불안감도 많이 사라질 테고"라고 충고하자, 상처라도 받았는지 "네가 갱년기지! 그것도 중증의 갱년기!"라고 퍼부어 대는 것이었다.

최근에는 30대 여성도 스트레스로 인해 난소 기능이 저하되어 갱년기와 같은 증상이 나타나는 경우가 많다고 한다. 심지어 '프리 갱년기'라는 신조어도 생겼다. 나는 수술로 인해 갱년기를 일찍 맞이했기 때문에 '나는 지금 갱년기고, 호르몬 균형이 깨져 있다'는 사실을 순순히 인정할 수 있었다. 그런데 자신도 모르는 사이 갱년기에 접어들어 장애를 겪고 있는 여성들은 그것을 알아채지 못하거나 인정하지 못하고 있는 것 같다.

'갱년기=노화'라고 인식하여 두려워하는 여성들이 많은데, 나는 그렇게 생각하지 않는다. 갱년기는 노화가 아니라 '변화'의 시기다. 그것도 인간에서 여신으로 변화하는 시기다. 여신? 말도 안 된다고 비웃는 사람도 있겠지만 나는 그렇게 믿고 있다.

갱년기는 일반적으로 폐경 전후 10년 정도다. 폐경을 맞게 되면 여성은 생식 능력을 잃는다. 자식을 낳는 능력이 없어도 살아갈 수 있는 것은 포유류 가운데 인간뿐이라고 한다. 인간 이외의 동물은 대부분 새끼를 낳을 수 없게 되면 죽어 버린다. 아아, 이 얼마나 애처로운 인생(동물생인가?)인가. 생식 능력을 상실하면 죽어 버리라고 자연은 요구하고 있는 것이다. 그러나 우리 인간은 폐경을 맞아도 살아나간다. '생식'만을 위해 존재하는 동물이 아닌 것이다. 따라서 갱년기는 평범한 동물에서 여신으로 탈피(脫皮)하는 시기라고 믿는다.

30대의 프리 갱년기

에스트로겐은 40대부터 서서히 감소하기 시작하여 폐경과 함께 급감한다. 그런데 최근에는 스트레스 등으로 인해 난소의 기능이 저하되어 30대 여성에게도 에스트로겐 부족 현상이 일어난다고 한다. 갱년기 장애와 비슷한 '프리 갱년기' 증상을 호소하는 젊은 여성들이 증가하고 있다.

지은이 의
다이어트 생각

아카보시식 다이어트
갱년기는 여신의 길

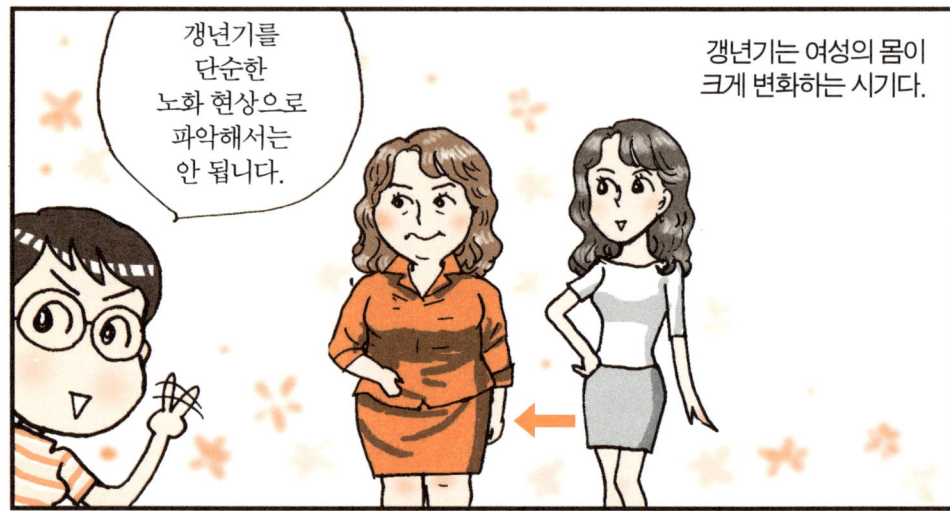

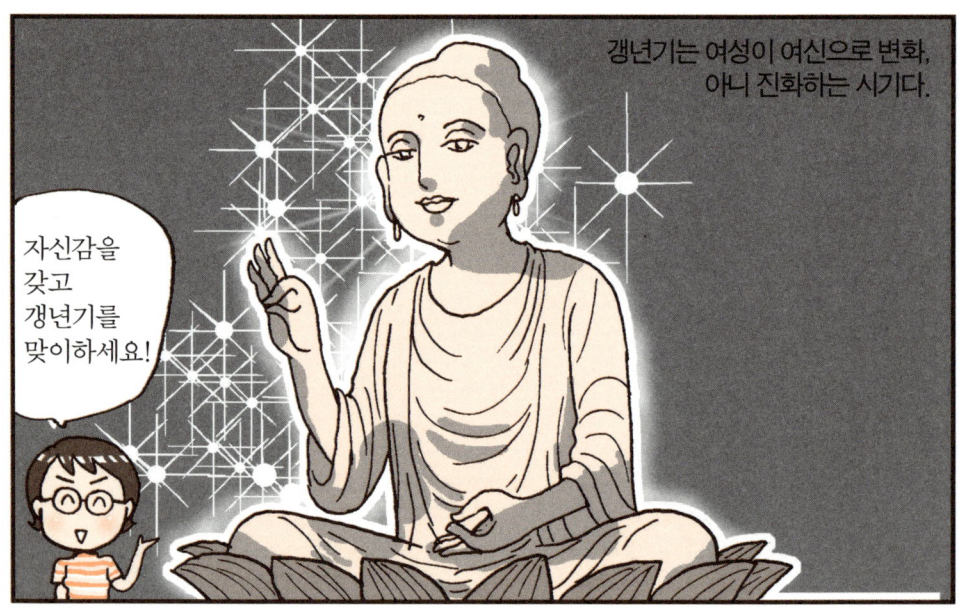

나의 체중 편력

나의 체중 변천사와 다이어트 역사를 간단히 소개하겠다.

나는 살이 쪘다⬆ 빠지는⬇ 과정을 되풀이해 왔는데, 각각의 시기마다 반드시 이유가 있었다.

⬆ 내가 처음으로 뚱보 체험을 한 것은 고등학교 때다. 원인은 뭐니뭐니해도 운동 부족. 중학교 때는 탁구부였으나 고등학교 때 미술부에 들어가면서 전혀 운동을 하지 않게 되었다. 덕분에 1학기에 체중이 4kg 증가.

⬆ 고등학교 졸업 후 디자인 학교에 다니기 위해 상경. 서서히 체중 감소. 이유는 식사 개선. 자취를 하면서 전통 식단을 중심으로 담백한 식사를 즐겼다. 21세 무렵에는 염원하던 49kg대로.

⬇⬇ 그 뒤 만화가 데뷔에 성공. 그러나 직업상 스트레스와 나날이 늘어나는 흡연량 탓에 체중이 점점 감소…….

⬇⬇ 25세 때는 40kg을 기록한 때도 있었다. '거식증'을 의심할 정도로 하루에 토스트 1개만 먹어도 위가 아픈 건강하지 못한 생활이었다.

➡ 26~28세. 40kg은 너무하다는 생각이 들어 건강을 되찾기 위해 기름기를 줄인 전통 식단으로 식사를 즐김. 1일 20품목을 지키

기 위해 노력.

⬆️⬆️ 29세에 결혼. 대식가인 남편의 영향으로 2~3kg이나 체중 증가.

⬆️ 33세. 하루에 5갑씩 피우던 담배를 끊자 1kg 정도 증가.

⬆️ 34세. 도쿄 세타가야(世田谷)의 아파트를 처분하고 치바(千葉)로 이사. 어디를 가든 자동차를 이용해야 하는 생활로 인해 심각한 운동 부족 상태에 빠지다. 당연히 점점 살이 찌기 시작. 운동 부족을 해소하기 위한 기구들을 사들였으나 대부분 작심삼일로 끝남. 식사 개선도 계획만 거창할 뿐 오래 지속하지 못함. 그래도 40kg대를 유지. 50kg을 넘는 일은 거의 없었다.

⬆️⬆️⬆️ 39세. 자궁암 수술과 난소 적출로 갱년기 장애가 나타나 콜레스테롤과 중성 지방 수치가 급격히 증가, 체중 증가에 박차를 가했다. 기특하게도 걷기 운동을 시작하여 상당한 효과를 보았으나 작심삼일병이 도져 얼마 못 가 그만두고 말았다. 서서히 체중이 증가하여 50kg을 돌파!

⬇️ 42세. 총 콜레스테롤 수치가 310으로 상승! 의사의 무시무시한 경고를 받고 세 끼 모두 데친 채소를 먹는 다이어트법 고안. 체중도 줄고 콜레스테롤 수치도 내려가 대성공! 그러나 질리지 않도록 채소의 양념에 변화를 주는 일이 번거롭게 느껴져 역시 오래가지 못하고 포기.

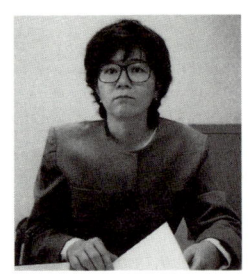

자궁암 수술 직후 39세 때의 나
이 무렵 이미 갱년기 장애 증상이 나타나기 시작해 수척해진 모습.
이후 점점 살이 찌기 시작한다.

체중 55kg 미만 무렵

오른쪽은 라면을 즐기고 폭식을 하는 남편과 나의 결혼식 사진. 29세, 체중은 45~46kg. 아래쪽은 친척 결혼식에 참석한 35세 때의 나와 남편. 젊은 시절보다 볼은 홀쭉해졌지만 가슴, 배, 엉덩이에 살이 붙기 시작했다. 그래도 아직은 49kg.

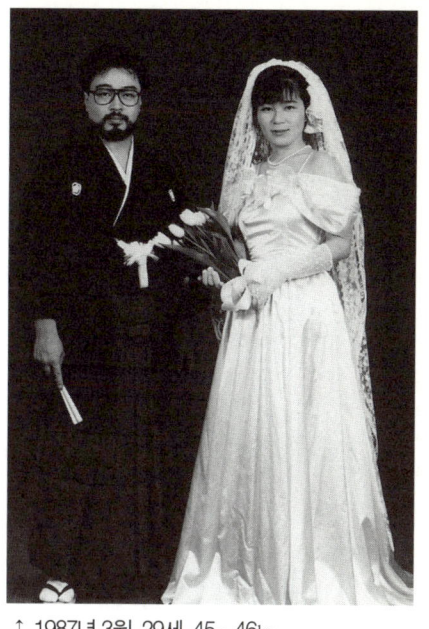

↑ 1987년 3월, 29세, 45~46kg.
이후 대식가인 남편 때문에 나까지 체중이 2~3kg 증가.

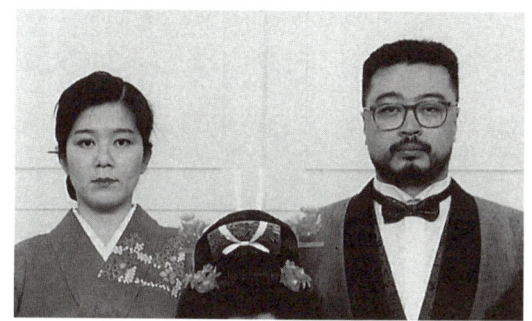

39세에 자궁암 수술을 받은 지 6년, 체중은 아주 조금씩 늘어갔다. 당시엔 이 사진처럼 체형을 감추기 위해 헐렁한 옷을 입거나 망토를 둘렀다. 온갖 다이어트를 시도했으나 실패. '이왕 이렇게 된 거 우아한 뚱보가 돼야지!' 라고 마음을 고쳐먹고 현실을 받아들이고 있었다.

체중 55kg 무렵
2002년 45세

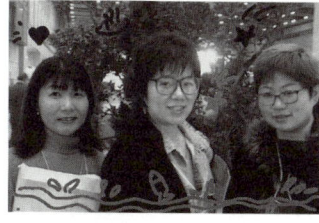

↑ 여행 중에 찍은 사진.
오른쪽 끝은 나의 조수. 지금은 날씬하지만 그녀도 당시엔 통통했다.

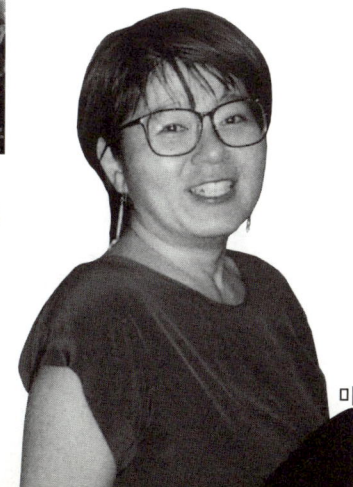

⬆️⬆️ 43~44세. 운동 부족으로 인한 급격한 체중 증가로 거의 자포자기 상태. 단것을 즐기는 습관을 버리지 못함. 사상 최대값인 57kg을 기록!

➡️ 44세 여름에 수영을 시작. 주 3회 수영으로 체중도 체지방률도 내려갔으나······.

⬆️ 45세 겨울. 분주한 연말연시를 맞아 수영을 빼먹기 일쑤에다 계속된 외식으로 체중 증가.

⬆️⬆️ 46세. 지금까지의 최대 체중보다는 좀 줄어 55kg대. 하지만 콜레스테롤과 체지방률은 최대값 기록! 운동만으론 불가능하다는 사실을 깨달음.

⬇️⬇️ 46세 여름, '미네랄 두유 다이어트'에 귀착하여 대성공!

나는 원래 몸무게 40kg대의 여성이다. 그리고 끈기가 필요한 다이어트나 운동은 오래 지속하지 못하는 인간이기도 하다. 이런 내가 수술 뒤에 갑자기 살이 푹푹 찌기 시작해 체중은 물론 콜레스테롤 수치와 체지방률이 순식간에 상승! 결국 체중 50kg대, 콜레스테롤 수치 324라는 지방질 몸이 되고 말았다. 다이어트와 운동을 수없이 해 봤지만 금세 실패하고 말았다. 이처럼 싫증을 잘 느끼고 게으른 내가 성공한 다이어트법을 추천한다. 제2장에서 상세히 설명하겠다.

다이어트 후 현재의 내 모습!
정말 날씬해졌다. 자궁암 수술 전의 나로 돌아간 것이다. 이것이 모두 미네랄 두유 주스 덕분이다. 1년 전에 입었던 바지가 이렇게 헐렁헐렁! 미네랄 두유 주스의 효과는 과연 놀랄 만하다.

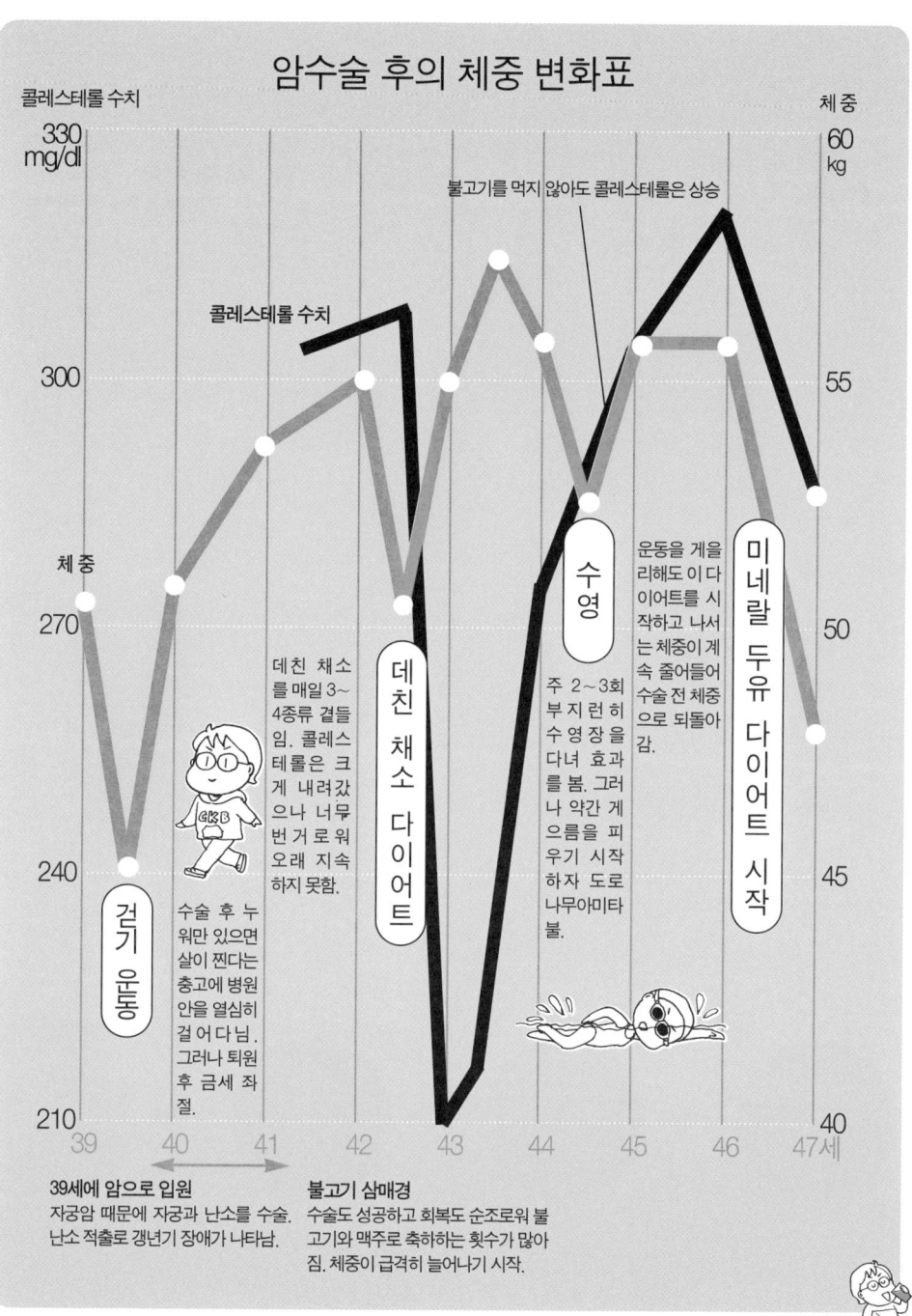

Doctor's column.1

쇼와 대학 요코하마 시 북부병원 병원장 · 내과의
다구치 스스무(田口進)

갱년기가 되면 왜 살이 찔까?

갱년기란?

여성의 평균 폐경 연령은 50세 전후로, 이 폐경 전후에 여성의 몸과 마음에 나타나는 여러 가지 변화가 바로 갱년기 장애다. 이 변화가 나타나는 갱년기(대략 45세~55세)에는 90% 이상 여성이 불면증과 초조함, 우울증·관절통·어깨 결림·두통·발열·발한 등의 컨디션 불량 증상, 즉 갱년기 장애를 일으킨다. 혈액 속의 콜레스테롤이 상승하는 것도 갱년기 증상 가운데 하나다.

여성 호르몬 저하가 원인?

갱년기에 일어나는 몸과 마음의 변화는 난소 기능이 저하되어 여성 호르몬이 급격히 감소하는 데 원인이 있다. 여성 호르몬인 에스트로겐은 세포의 작용을 안정시키고, 콜레스테롤 대사를 촉진하고, 뼈를 강화하는 등 여성의 몸 전체에서 여러 가지 활동을 한다. 갱년기에 난소의 기능이 떨어져 이 에스트로겐이 급격히 줄어들면 기초 대사가 저하되어 콜레스테롤 수치와 중성 지방이 급증하게 된다. 이것이 바로 갱년기 체중 증가로 이어지는 메커니즘이다.

30대에도 갱년기 장애는 일어난다?

이처럼 난소 기능의 저하에 따른 에스트로겐의 감소는 갱년기의 특징이지만 최근에는 30대 여성에게 나타나는 경우도 많다. 과도한 스트레스와 피로감 속에 살아가는 현대 여성의 경우 난소 기능의 저하와 에스트로겐 감소로 한발 앞서 갱년기 장애를 겪게 되는 것이다. 결국 갱년기 비만은 30대부터 40대 전반의 프리 갱년기 세대의 문제이기도 한 것이다.

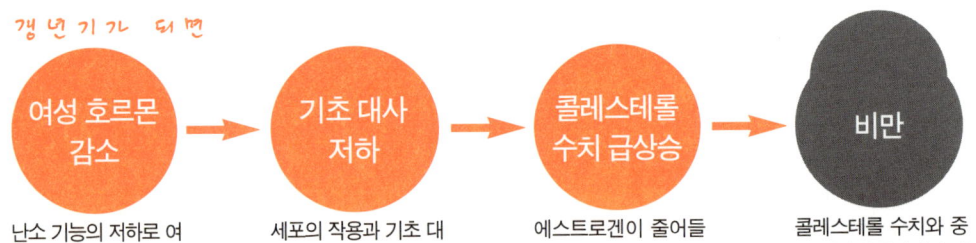

갱년기가 되면

- **여성 호르몬 감소**: 난소 기능의 저하로 여성 호르몬인 에스트로겐이 급격히 감소하여 몸에 변화가 일어난다.
- **기초 대사 저하**: 세포의 작용과 기초 대사가 저하, 간장의 작용도 약해져 에너지를 소비하기 어려워진다.
- **콜레스테롤 수치 급상승**: 에스트로겐이 줄어들면 콜레스테롤 수치가 급격히 상승하고 중성 지방도 증가한다.
- **비만**: 콜레스테롤 수치와 중성 지방이 증가하면 체지방도 많아져 살찌기 쉬운 체질이 된다.

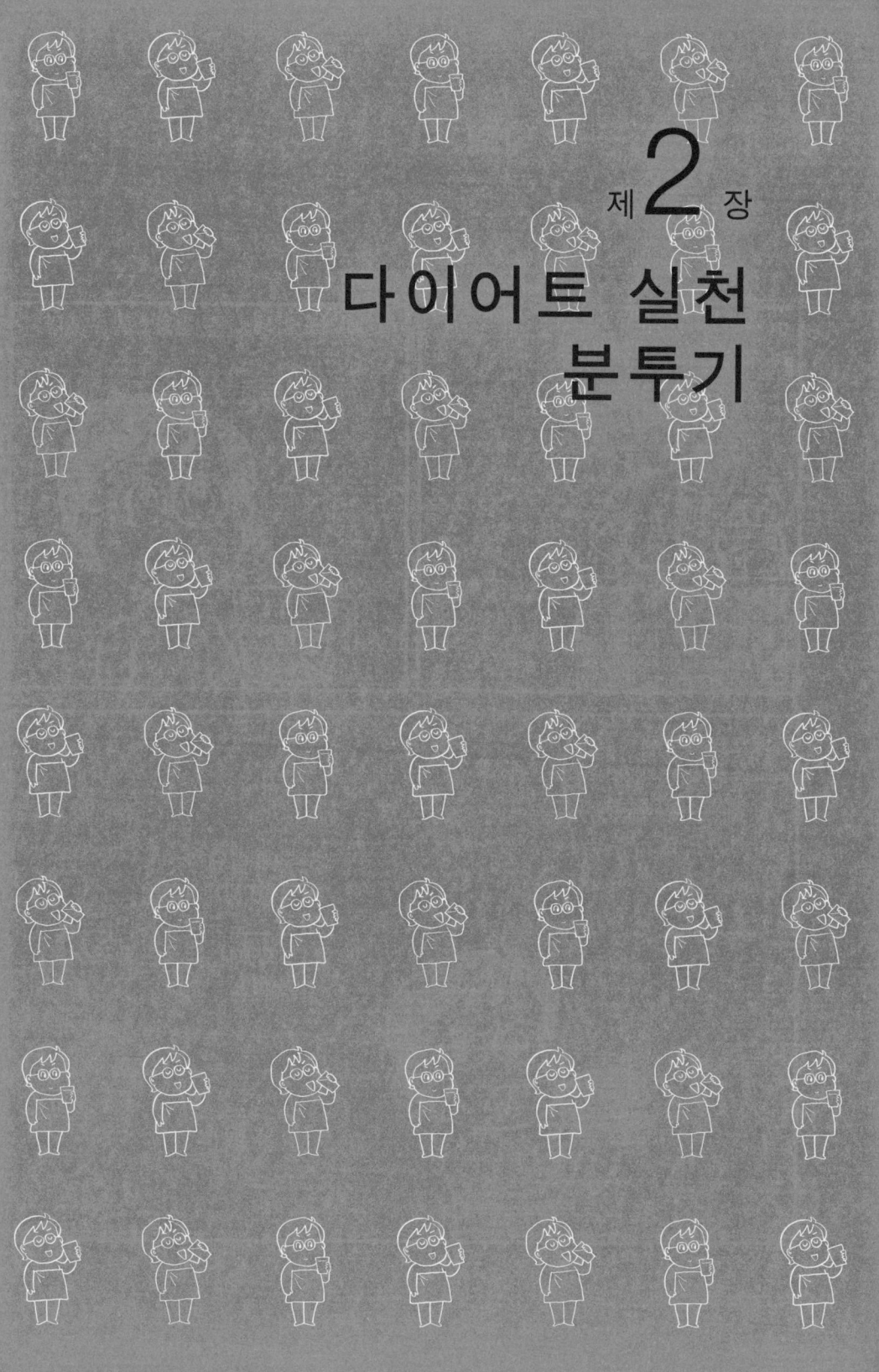

제 2 장
다이어트 실천 분투기

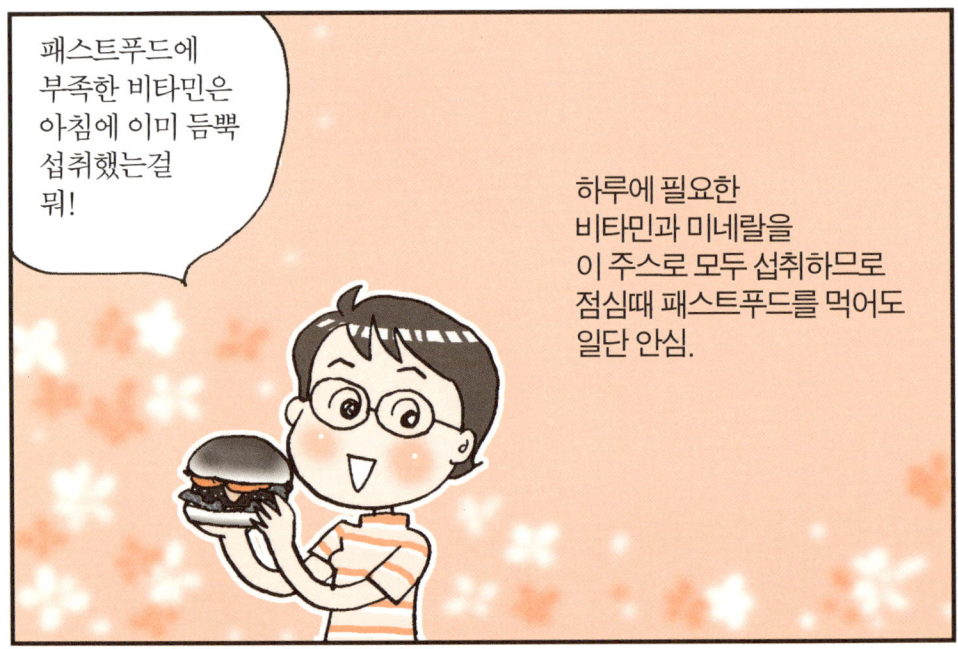

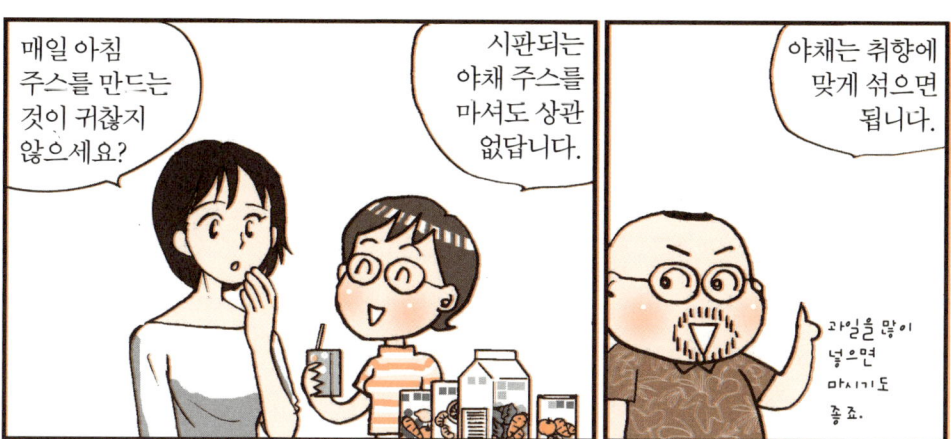

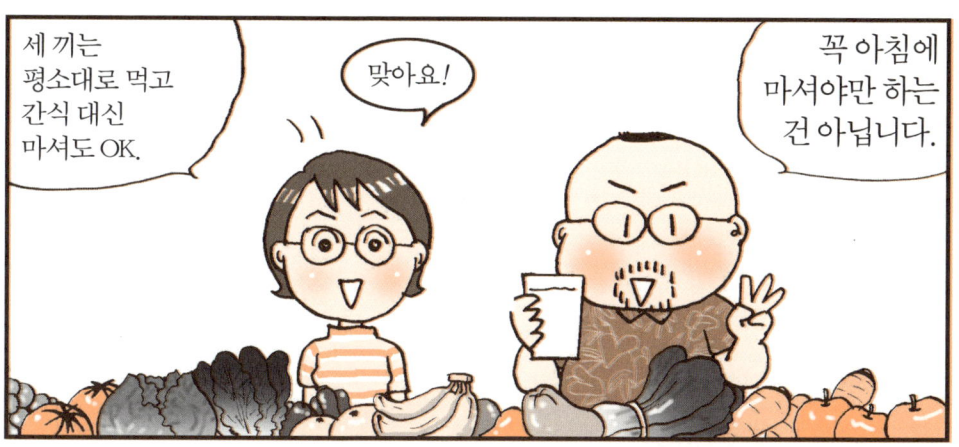

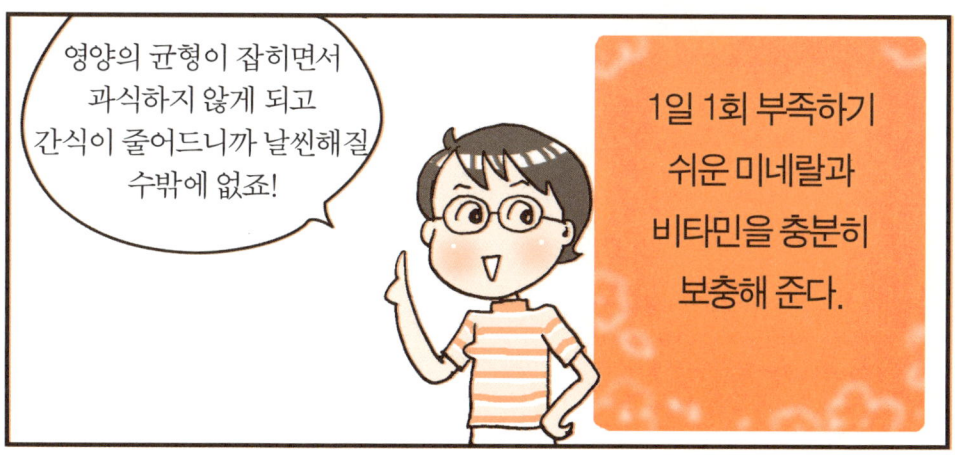

발견! 미네랄은 포만감을 준다

하루에 한 번은 야채 주스와 두유를 섞어 마시는 미네랄 두유 다이어트를 실행한 지 2개월 정도 지났을 때 1일 1회의 야채 주스가 식욕을 억제해 준다는 사실을 알게 되었다.

아침에 이 미네랄 두유 주스를 마시면 점심 식사와 저녁 식사의 양이 어김없이 줄어들었다. 놀라운 발견이었다.

인간은 미네랄과 비타민이 충족되지 않으면 식욕을 조절할 수 없다는 어떤 다이어트 광고를 본 것도 이 무렵이다. 미네랄과 비타민이 부족한 식사를 하면 칼로리는 충분해도 영양의 균형이 이루어지지 않아 뇌가 "좀 더 먹어! 좀 더 섭취해!"라는 지령을 내리는 것 같다. 따라서 포만감을 느끼기 전에는 식사를 멈추지 못하게 된다.

내 경우 아침마다 야채 주스와 두유를 합해서 400~500cc 정도의 많은 양을 마시기 때문에 점심 식사량이 줄어든 것이라고 추측했는데, 원인은 그게 아니었다.

미네랄과 비타민이 충분히 섭취되면 조금만 먹어도 포만감을 느껴 뇌가 식사 중단 명령을 내려 주는 것이다.

아침에 야채 주스를 양껏 마시면 나머지 두 끼의 양이 줄어들어 과식과 폭식을 피할 수 있게 된다.

미네랄은 16종류

영양학적으로 말하면 '무기질'로, 몸에 필요한 미네랄은 전부 16종류. 칼슘·인·칼륨·마그네슘 등은 체내에 비교적 많이 존재하는 주요 미네랄이고, 그밖에 미량이지만 반드시 필요한 것이 철·아연·동·옥소 등이다. 그러나 미네랄은 식사 등으로 섭취하지 않으면 체내에서 스스로 만들어 내지 못한다.

결혼하고 나서 16년간 지켜본 바에 의하면 내 남편은 배가 터질 때까지 먹는 타입이다. 라면을 먹으러 가면 리면 곱빼기에 공기밥과 만두를 주문하고, 내가 남긴 라면도 먹고, 집에 돌아와서도 또다시 뭔가를 만들어 먹는, 그런 사람이었다.

그런 남편도 나와 함께 이 미네랄 두유 주스를 마시기 시작했다.

다이어트를 시작하고 나서 며칠 뒤에 둘이서 라면을 먹으러 갔을 때의 일이다. 도저히 믿을 수 없는 일이 벌어졌다. 남편이 곱빼기가 아닌 보통 라면을 먹다가 아직 한두 입 남아 있는 시점에서 "아아, 배부르다"라고 하며 배를 두드린 것이다. 결혼하고 16년 만에 처음 들어 본 말이었다.

그때까지 남편은 포만감을 느낀 적이 별로 없었다고 했다. 배가 터지도록 먹어야 그나마 배가 좀 부른 느낌이 들었다는 것이다. 그런데 미네랄과 비타민이 충족되자 뇌에서 포만감의 신호를 보내 준 것이다. 나는 깜짝 놀랐다.

나 자신도 지금까지 "약간 모자란 듯하게 먹으면 절대 살찌지 않아"라고 말하는 사람들을 볼 때마다 '그게 안 되니까 문제지! 넌 가능한지 몰라도 난 안 된단 말야!' 라고 마음속으로 절규하곤 했다.

그러나 영양의 균형만 맞으면 정말 "아, 배불러서 더는 못 먹겠다"는 말이 절로 나오게 된다.

미네랄 덕분에 싱거운 맛이 좋아지다

우리 부부는 원래 짭짤한 맛을 선호했다. 그런데 미네랄 두유 다이어트를 시작하고 나서 만두를 먹을 때 사용하는 간장의 양과 음식을 조리할 때 쓰는 소금의 양이 많이 줄어들었다. 이것도 체내의 미네랄 균형이 좋아진 덕분인지 모른다. 최근, 남편은 물을 벌컥벌컥 들이키는 일이 없어졌다.

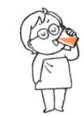

주스는 아침에 마시는 것이 효과적

하루에 필요한 미네랄은 아침에 섭취하여 어느 정도 포만감을 느껴야 점심 식사와 저녁 식사에서 다른 영양소(단백질과 당질 등)를 덜 섭취하게 된다.

'밤에는 될수록 적게 먹고 아침에 많이 먹는다'는 말은 이제 거의 다이어트의 정설로 받아들여지고 있다. 그래서 어느 날 나는 아침과 점심에는 평소대로 식사를 하고 저녁때 이 주스를 마셔 보았다. 그러는 편이 살을 빼는 데 더 효과적일 것 같았기 때문이다.

그런데 그렇지가 않았다.

아침에 밥, 청국장, 고등어 자반 등의 지극히 평범한 음식을 먹었더니 허기가 져서 점심 식사를 일찍 하게 되었다. 게다가 저녁에 주스를 마시면 더 배가 고파질 것 같아 남편을 부추겨 외식을 하고 말았다. 돌아와서 주스를 마시기는 했지만……

하루에 필요한 미네랄을 아침에 충분히 섭취해야 나머지 식사 때 포만감이 충분히 느껴진다.

좋은 음식과 영양제가 넘쳐나는 시대에 살면서 현대인은 영양 과다를 염려해야 하는 상태가 되었지만 역설적이게도 미네랄은 오히려 부족 현상을 보인다고 한다. 우리 몸에 그만큼 중요한 미네랄을 보충하기 위해서는 하루에 한 번씩 아침에 미네랄이 풍부한 주스를 마시자.

　아침에 마시는 한 잔의 주스는 하루에 필요한 양의 미네랄을 제공해 주는 보약이다.

미네랄과 비타민은 노력하지 않으면 섭취할 수 없다
현대인에게 가장 부족한 영양소는 미네랄과 비타민이다. 외식으로도 간단히 섭취할 수 있는 고기나 생선 등은 오히려 과잉 섭취의 우려가 있지만 야채는 부단히 노력하지 않으면 필요량을 충분히 섭취할 수 없다. 가족의 건강을 위해 야채는 아침에 집에서 확실히 보충해 주도록 하자.

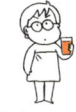

영양 관리사의 조언

에너지를 연소시키는 작용

비타민은 체내에서 다른 영양소가 원활하게 작용하도록 도와주는 조정자 역할을 한다. 당질·단백질·지질을 효율적으로 이용할 수 있도록 지원해 준다.

당질·단백질·지질의 대사를 촉진하여 에너지로 변환하는 작용을 하는 것이 비타민B군(B_1, B_2, B_6, 엽산, 니아신 등등)이다. 이들은 당질과 지질의 에너지 전환을 도와 체내에 여분의 지방이 쌓이는 것을 방지해 준다.

노화를 막는 항산화 작용

세포의 산화를 막아 노화를 방지하는 항산화 작용을 하는 것이 비타민A, C, E이다. 그래서 이들을 '노화를 방지하는 비타민 ACE'라고 부른다. 활성 산소는 세포를 손상시켜 노화를 촉진하고 동맥 경화와 당뇨병의 원인이 된다. 그러한 활성 산소의 발생을 억제하는 것이 이 3가지 비타민이다. 또한 비타민A, C, E를 함께 섭취하면 항산화 작용이 강화된다.

비타민A는 면역력을 향상시키고, 피부를 튼튼하고 촉촉하게 유지해 주는 작용을 한다. 비타민C는 콜레스테롤을 저하시키고 콜라겐의 생성을 돕고, 멜라닌 색소의 생성을 억제하는 작용을 한다. 비타민E는 혈액의 흐름을 촉진하여 냉증이나 어깨 결림 등을 개선하는 효과가 있다.

비타민은 체내의 윤활유

그밖에도 칼슘의 흡수를 도와 뼈와 이를 튼튼하게 하는 비타민D, 출혈을 막아 주고 뼈를 만드는 데 필수적인 요소인 비타민K, 항산화 작용과 에너지 대사와 관련된 비타민Q 등이 있다. 비타민은 체내의 윤활유로서 여러 가지 중요한 작용을 한다.

몸의 기능 유지에는 미네랄

미네랄도 비타민과 마찬가지로 몸을 유지하고 조정하는 중요한 역할을 하며 몸을 구성하는 소재로 이용된다. 칼슘·인·칼륨 등은 체내에 비교적 많이 존재하는 주요 미네랄이다. 그밖에 철·아연·동·옥소처럼 미량이지만 체내에 필수적인 미네랄도 있다.

갱년기에는 확실히 챙기자

체내에 가장 많은 미네랄은 칼슘이다. 칼슘이 부족하면 골다공증뿐만 아니라 부정맥(심장의 박동이 고르지 못한 상태), 고혈압, 정신적 불안(초조함이나 스트레스의 증가 등)을 초래한다. 특히 여성은 젊었을 때부터 칼슘을 적극적으로 섭취해야 한다.

칼륨은 고혈압 예방에 필수적이다. 그러나 칼슘은 커피, 술, 단 음식의 과다 섭취나 스트레스에 의해 손실되기 쉽다. 크롬은 콜레스테롤과 중성 지방의 증가를 억제해 주는 미네랄이다. 이처럼 비타민과 미네랄은 건강을 유지하기 위한 필수 영양소다.

column.1 영양 관리사 마키노 나오코(牧野直子)

다이어트에 효과적인 비타민과 미네랄의 작용

■ **비타민의 작용**

당질, 지질을 연소시킨다

비타민B군에는 당질, 단백질, 지질을 연소시켜 에너지로 전환하는 작용이 있다. 체내에 여분의 당질과 지질이 쌓이는 것을 막아준다.

노화를 촉진하는 활성 산소를 공격

비타민A, C, E는 서로 협력하여 활성 산소를 공격하는 강력한 항산화 작용을 한다. 컨디션을 조절하고 노화를 막는 효과가 크다.

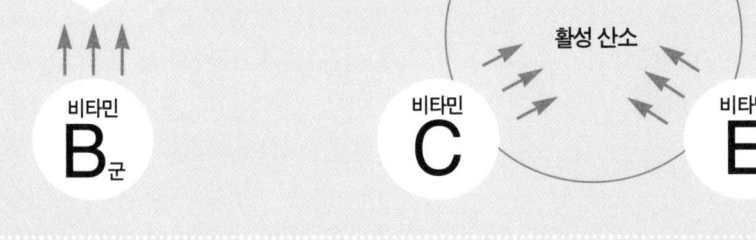

■ **미네랄의 작용**

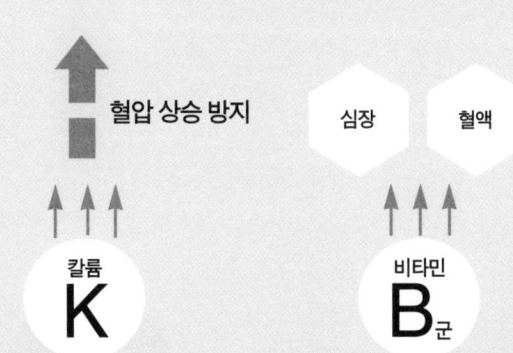

콜레스테롤 증가를 막는다
인슐린의 작용을 강화하여 당뇨병 예방에 효과가 있다. 혈액 속의 콜레스테롤과 중성 지방의 증가를 억제하는 작용이 있다. 동맥 경화와 고혈압도 예방한다.

혈압 상승을 방지한다
칼륨은 나트륨을 배출하는 작용을 하여 고혈압 예방에 필수적인 미네랄이다. 야채류나 바나나·키위·아보카도 등에 많이 함유되어 있다.

혈액 흐름을 좋게 한다
뼈와 이, 혈액을 만들고 심장의 고동을 유지하는 작용을 한다. 골다공증과 고혈압 예방, 정신적 불안감을 완화하는 효과가 있다.

전문의의 조언

Doctor's
column.2

비타민과 미네랄로 포만감을 느끼는 이유

포만 중추를 자극
비타민과 미네랄을 풍부하게 섭취하면 포만감을 느끼는 이유는 무엇일까?
우리는 뇌에 있는 포만 중추가 자극될 때 포만감을 느끼게 된다. 이 포만 중추를 자극하는 작용을 하는 것이 바로 포도당으로, 체내에서 일정량 이상으로 포도당이 증가하면 포만 중추가 자극을 받아 포만감을 느끼게 되는 것이다.

포도당으로 전환되려면
포도당은 곡물·고구마·두유 등에 포함되어 있는 당질이 체내에 들어가 몸에 필요한 에너지 성분으로 흡수될 수 있도록 단당류로 분해된 형태를 말한다.
당질이 포도당으로 전환되려면 그러한 기능을 갖고 있는 비타민과 미네랄이 필요하다.

비타민과 미네랄이 필요
따라서 체내에 충분한 양의 비타민과 미네랄이 없으면 당질을 포도당으로 순조롭게 전환시킬 수 없기 때문에 많이 먹어도 포만감을 느끼지 못하게 된다. 반대로 비타민과 미네랄이 충분하면 당질이 포도당으로 효율적으로 변환되기 때문에 조금만 먹어도 포만감을 느낄 수 있다. 포만 중추가 포만감을 느끼면 식욕 중추를 더 이상 자극하지 않게 된다.
이것이 비타민과 미네랄의 충분한 섭취가 포만감으로 이어지게 되는 메커니즘이다.

스트레스는 과식의 원인
스트레스가 쌓이면 폭식 또는 폭음을 하거나 단것이 몹시 당긴다. 여성이라면 누구나 이러한 경험을 한 번쯤 해 보았을 것이다.

비타민과 미네랄이 포만 중추에 작용
비타민과 미네랄은 당질을 포도당으로 분해하고 포도당은 포만 중추를 자극한다. 비타민과 미네랄이 부족하면 충분히 먹어도 포만감을 느끼지 못한다.

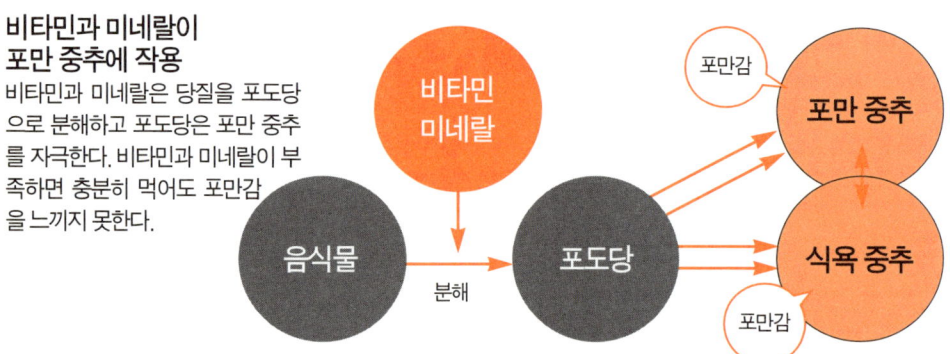

쇼와 대학 요코하마 시 북부병원 병원장 · 내과의
다구치 스스무

힘들여 다이어트를 실천하는 과정에서 욕구의 과도한 억제가 스트레스가 되어 오히려 과식을 조장하게 된다. 그러면 그때까지의 고생은 모두 물거품이 되고 만다. 또한 바쁜 업무로 인해 쌓인 스트레스도 과식을 조장하는 경향이 있다.

폭식은 미네랄 부족 때문?
폭식을 하게 되는 원인도 비타민과 미네랄 부족에 있다. 스트레스가 많이 쌓이면 스트레스 억제 작용을 하는 비타민과 미네랄을 과도하게 소비하게 된다. 그러므로 스트레스가 쌓일수록 비타민과 미네랄을 많이 섭취할 필요가 있다.

칼슘과 비타민C가 효과적
특히 칼슘(미네랄)과 비타민C, 판토텐산(비타민B군)은 스트레스 해소에 효과적인 영양소다. 스트레스가 쌓였다고 느껴질 때 이러한 비타민과 미네랄을 충분히 보충해 주면 스트레스를 해소할 수 있다.

살찌지 않는 체질을 만들자
스트레스가 저하되어 마음이 안정되면 식욕 중추도 안정되어 과식 또는 폭식을 하지 않게 된다. 즉 비타민과 미네랄로 스트레스를 해소하여 과식을 삼가면 콜레스테롤이 저하되고 살도 찌지 않는다.

비타민과 미네랄을 충분히 섭취해야만 살찌지 않는 체질을 만들 수 있다. 다이어트를 할 때 필수적으로 챙겨야 하는 영양소가 바로 비타민과 미네랄인 것이다.

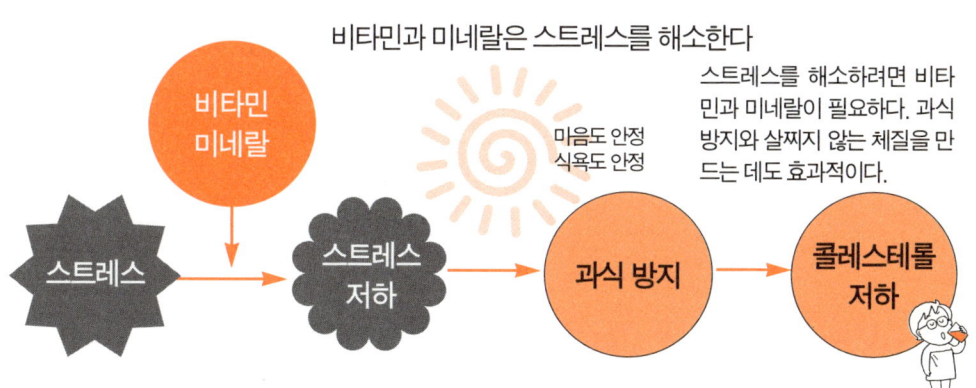

비타민과 미네랄은 스트레스를 해소한다

스트레스를 해소하려면 비타민과 미네랄이 필요하다. 과식 방지와 살찌지 않는 체질을 만드는 데도 효과적이다.

다이어트 실천 분투기

각자 편리한 시간을 택한다

　미네랄 두유 주스는 꼭 아침에 섭취해야만 효과가 있는 것은 아니므로 하루 중에서 저마다 편리한 시간에 마시면 된다.
　내 친구의 남편은 아침엔 꼭 밥을 먹어야 하는 스타일이라 매일 아침 식사는 밥과 된장국, 청국장, 생선 구이, 김 등으로 상을 차린다고 한다. 그녀는 "바쁜 아침에 남편 밥상에다 내 주스까지 만들긴 힘들어서 아침엔 도저히 못 마셔. 꼭 아침에 마셔야만 하는 거니?"라고 물어왔다.
　결코 그렇지 않다. 아침에 마시지 못했으면 주스로 점심 식사를 대신하면 된다. 자신이 편리한 시간에 미네랄 두유 주스로 식사를 하는 것이다. 내 주위에는 점심 또는 저녁때만 미네랄 두유 주스를 마시고도 날씬해진 사람들이 있다.
　저녁 식사의 양을 줄이고 싶어 주스를 저녁 메뉴로 택하는 사람도 있을 텐데, 그러한 방식이 자신에게 맞는다면 아무런 문제가 없다.
　그러나 밤에는 역시 가족과 함께 식사를 하거나 친구와 외식을 하게 될 때가 많다. 그럴 때는 저녁에 반드시 주스를 마셔야 한다고 고집할 것이 아니라 외식 약속이 잡힌 날은 점심때나 다음 날 아침에 주스를 마시는 등 상황에 맞게 유연성을 발휘하면 된다. 이렇게 유연하게 대

편리한 시간에 마시자
반드시 일정한 시간에 섭취하겠다고 정해 놓지 말고 아침이 안 되면 점심, 점심도 안 되면 저녁에 마시자. 세 끼 모두 외식을 했다면 다음 날 주스를 두 번 마시는 식으로 유연성을 발휘하면 된다.

처해야 다이어트를 오래 지속할 수 있다.

　내 경우 아침 식사는 '하루 중 맨 처음 식사' 라는 의미로, 주스 마시는 때를 항상 아침으로 국한하지는 않는다. 직업상 첫 식사가 점심때를 지나거나 해질 무렵인 경우도 있지만 어쨌든 침대에서 나와 맨 처음에 입에 대는 음식은 미네랄 두유 주스로 한다.

　이전에는 아침 식사를 거르고 일을 하는 경우도 많았고, 도시락을 사다 먹기도 했다. 불규칙한 식사가 건강을 해친다는 것을 알면서도 무기력하게 그런 생활을 계속했다. 그러나 지금은 매일 한 잔의 야채 주스로 확실히 건강을 챙기고 있다.

하루 한 번 필요한 미네랄과 비타민을 섭취한다

　'식사는 하루에 세 번 정해진 시간에 하고, 항상 영양의 균형을 맞춰 식단을 짠다.'

　이러한 기본 원칙이 지켜진다면 더할 나위 없이 좋겠지만 과연 가능할까? 평범한 사람은 실천하기가 좀처럼 쉽지 않을 것 같다.

　나는 한창 일이 바쁠 때는 하루에 세 끼조차 챙겨먹지 못했다. 점심때 느지막이 일어나 피자와 콜라, 저녁엔 햄버거, 한밤중엔 컵

라면을 먹는 날도 있었고, 아침에 일어나 아무것도 먹지 않고 일을 하다가 저녁때 불고기를 먹으러 나갔다 귀가해서 바로 자는 날도 있었다.

다이어트 관련 책이나 잡지의 기획 기사를 보면 '아침 식사는 ○○로 한다', '밤엔 ○○만 먹는다'는 소제목이 눈에 띄는데, 나는 오래전부터 그런 방식은 사도(邪道)라고 여겨 왔다. 뭐니뭐니해도 식사를 할 때는 매번 식단에 따라 영양의 균형을 맞추고 소식을 하는 것이 정도(正道)라고 생각했기 때문이다.

그러나 그런 완벽한 식사를 매일매일 만들 수 있겠냐고 자문한 결과 조금의 망설임도 없이 불가능하다는 대답이 나왔다.

그도 그럴 것이 직업이 만화가에, 의지가 박약한 데다 생활이 불규칙하고 출장이 많은 내가 매일 정해진 시간에 영양이 풍부한 식사를 만들어 먹는다는 것은 도저히 불가능한 일이었다.

오랜 기간 불규칙하고 조야한 식사를 하면서 현실과 이상의 괴리로 인해 절망감을 느끼던 어느 날 문득 이런 생각이 들었다. 아무리 발버둥쳐도 완벽한 식사가 불가능하다면 하루에 필요한 총 영양소 중에서 부족한 부분을 한 끼의 식사로 중점적으로 보충해 주자.

야채 3~4종류에 과일 1종류를 재료로 한 주스와 두유. 여기에 함유된 미네랄과 비타민은 성인이 하루에 필요로 하는 양을 충분히 공급해 줄 것이다. 일반적인 식사로는 충족되지 않는 미네랄과 비타민을 주스로 섭취하면 된다.

어차피 매일 완벽한 식사를 하는 것은 불가능하므로 적어도 하루 한 끼는 칼로리와 영양분을 조절하기 위한 음식을 섭취하리라 결심한 것이다.

그때까지 '완벽한 식사' 라는 이룰 수 없는 꿈을 좇아왔지만 결국은 칼로리 과다와 미네랄·비타민 부족 상태에 이른 나였다.

불균형한 영양과 불규칙한 식사에 꼭 배불리 먹어야만 직성이 풀리는 나 자신에게 혐오감을 느끼며 외식하러 나가서는 속죄하는 기분으로 미니 샐러드를 주문하기도 했다. 그러나 돌이켜보면 모두 쓸데없는 짓이었다.

야채 주스는 맛이 없다?

하루에 한 끼라도 맛없는 야채 주스로 대충 때워서는 안 된다고, 식사는 매번 잘 차려서 먹어야만 한다고 믿는 사람도 있을 것이다. 사실 나도 얼마 전까지는 그래야 한다고 생각했다.

그러나 매 끼니를 영양의 균형을 맞추고 적절한 칼로리를 섭취하기는 매우 힘든 일이다. 이 치열한 생존 경쟁의 시대에 매일 세

일주일 단위로 조정하면 OK
외식 약속이 몰려 있는 시기도 있다. 그럴 때는 그 전후 며칠간의 식사에서 주스와 밥의 비율을 잘 맞추면 된다. 외식 전후에는 하루에 두 번 주스를 마시고 밥은 한 끼만 먹는다든지, 오늘 주스를 마시지 못했어도 포기하지 말고 일주일간의 식사 일정을 조정하여 보충해 주면 된다.

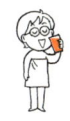

번 제대로 된 식사를 직접 준비하는 것은 쉽지 않은 일이라는 생각에 나를 포함한 대부분의 사람들이 동의할 것이다.

나는 좀 더 부지런하지 못한 나 자신을 원망한 적도 많지만 어차피 매번 제대로 챙기지 못할 바에는 패스트푸드를 먹거나 외식을 하되, 부족해지기 쉬운 영양소는 주스로 보충해 주는 수밖에 없다고 결론지었다.

계획대로 하루에 한 번 야채 주스를 마시기 시작했더니 확실히 몸 상태가 좋아지기 시작했다. 게다가 무엇보다도 맛이 좋았다. **맛없는 주스는 아무리 다이어트를 위해서라고 해도 오래 마시기가 어렵다.**

물론 부족한 영양소를 영양제로 공급해 주는 방법도 있다. 하지만 약간의 시간과 노력을 들여 직접 야채를 씻고 자르고 주서로 갈면(상세한 내용은 78쪽 참조) 자신의 건강을 스스로 챙기고 있다는 만족감을 얻을 수 있다.

게다가 여러 가지 야채와 과일을 각자의 입맛에 맞게 섞어 먹을 수 있기 때문에 쉽게 질리지도 않는다. 냉장고 속에 쓰다 남은 야채를 오래 보관하지 않아도 된다는 것도 장점이다.

나는 야채 주스를 마시면서 맛이 없다거나 다른 음식을 곁들이고 싶다는 생각을 해 본 적이 없다. 오히려 직접 만든 주스를 마실 때마다 몸과 마음이 충만해지는 느낌이 든다.

직접 주스를 만드는 즐거움

나는 야채와 과일을 주서로 갈아 주스를 만드는 과정이 즐겁다. 매번 번거롭지 않느냐고 얼굴을 찌푸리는 당신, 그치만 속는 셈치고 한번 경험해 보라. 많은 야채가 즙을 내면서 액체화되어 가는 과정을 지켜보는 즐거움과, 영양이 가득한 주스를 마시면서 웰빙족에 합류한 기쁨을 누리게 될 것이다.

1일 1회 주스로 모두 효과를 보다

만날 때마다 점점 날씬해지는 내 모습을 보고 친구들은 깜짝 놀랐다.

그중에는 자궁암 수술의 후유증이냐고 걱정스러운 얼굴로 물어오는 친구들도 있었는데, 찬찬히 살펴본 다음에는 "안색도 좋고, 몸도 나빠진 게 아니구나" 하는 감탄이 이어졌다. 그러면 나는 의기양양한 얼굴로 "야채 주스와 두유로 살을 뺐지!"라며 호기심을 자극했다.

친구들에게도 나처럼 해 보라고 권했지만 맨 처음에 주스만으로 3일을 보낸 내 경험담을 듣고는 쉽게 결심을 하지 못했다. 대부분 '그렇게까지 하고 싶지는 않다', '나는 불가능할 것 같다' 라는 반응을 보였다.

확실히 나는 높은 콜레스테롤 때문에 건강에 위협을 느껴 시도한 경우지만 그만큼 심각하지 않은 사람에게는 3일간 야채 주스만 마신다는 것이 가혹하다는 느낌을 주는 듯했다.

그래서 나는 "하루에 한 번도 괜찮으니까 야채 주스를 마셔 봐"라며 모두에게 권했다.

그러자 '아침 대신 야채 주스를 마시기만 했는데도 한 달에 3kg이나 빠졌다', '하루에 한 번만 마시는데도 간식량이 줄어들어 날

미네랄 두유 주스는 매우 맛있다

주스를 만들다 보면 '이 야채와 이 야채를 섞으면 어떤 맛이 나올까' 등의 궁금증과 다양한 아이디어가 떠오른다. 매일 다른 주스를 만들 수 있어 질리지도 않고, 과일과 두유를 첨가하면 맛도 좋아진다. 야채 주스라고 하면 맛이 쓴 녹색 액체를 떠올리는 사람이 많은데, 그것은 크게 잘못된 생각이다.

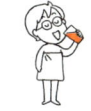

씬해졌다'는 친구들이 속속 나타났다.

많은 양의 야채를 소비하게 되다

내가 야채 주스를 직접 만들어 마시고 있다고 하면 모두들 입을 모아 "번거롭고 귀찮지 않아?" 하고 묻는다. 가족 구성과 생활 방식에 따라 차이는 있겠지만 적어도 내 경우는 아침밥을 짓는 것보다 야채 주스를 만드는 편이 훨씬 손쉽다.

야채 주스 다이어트를 경험해 본 사람들은 대부분 "전에는 한 달간 먹던 야채를 지금은 일주일 만에 다 소비한다"는 말을 한다. 나도 지금까지 야채와 과일을 이처럼 많이 먹어 본 적은 없었던 것 같다.

나는 맨 처음에 기본 주스로 '사과, 당근, 토마토, 레몬 즙, 두유(76쪽 참고)'부터 시작했다. 그런데 지금은 '청경채 1단, 샐러리 반 개, 양상추 잎 3~4개, 당근 1개, 사과 반 개'로 만든 주스를 더 좋아한다. 이 주스에 두유 200~300cc를 넣으면 2인분(1인분이 400cc 정도)이 된다.

청경채는 수분도 많고 특유의 냄새가 없어 마시기가 쉽다. 가끔은 소송채나 시금치를 사용할 때도 있는데, 남편은 청경채가 더 술

단것을 좋아하는 체질에 변화가 생기다
나는 자궁암 수술 후 '중독증'이라 할 만큼 손에서 단것을 떨어뜨리지 않는 생활을 했다. 단맛이 나는 것이라면 뭐든 좋았다. 집에 과자가 없을 때는 껌이든 사탕이든 보이는 대로 입에 털어 넣었다. 그런데 신기하게도 야채 주스를 마시기 시작하면서부터 더 이상 단것이 당기지 않았다.

술 넘어간다고 한다. 나는 어느 것이든 잘 마신다. 자몽이나 오렌지, 딸기를 섞어 보거나 배추, 양상추 등을 넣을 때도 있다. 게다가 매일 아침 냉장고 야채실을 열고 많은 양을 소비하기 때문에 요즘 우리 집에서는 남은 야채를 버리는 일이 없어졌다.

주스는 시판되는 제품도 OK!

바쁜 아침에 가족의 밥상을 차리고 자신의 주스까지 만들어야 한다면 상당히 번거롭게 느껴질 수도 있다. 그런 사람은 시중에서 파는 야채 주스에 두유를 섞어 마셔도 된다.

여러 종류가 혼합된 야채 주스도 좋고, 토마토 주스처럼 한 가지 원료로 만들어진 주스도 좋다. 거기에 두유를 섞어 마시기만 하면 된다.

나도 아주 바쁠 때나 출장지에서는 주스를 사서 마신다. 토마토 주스와 두유 또는 오렌지 주스와 두유를 섞는다. 때로는 아침 식사로 주스가 아닌 바나나 1개와 두유, 사과 1개와 두유를 먹기도 한다. 그때그때 형편에 맞게 융통성을 발휘하면 된다.

200cc 야채 주스 한 팩과 같은 양의 두유를 마시면 모두 400cc가 되므로 포만감이 느껴져 점심때까지 충분히 버틸 수 있다. 그래도

주스 만드는 방법은 3장을 참고하라!
내가 맨 처음 일주일간 마신 '미네랄 두유 주스'의 기본 재료와 만드는 방법에 대해서는 76쪽부터 자세히 소개했다. 그리고 더욱 맛이 좋은 아카보시만의 다양한 주스 만드는 방법에 대해서도 82쪽 이후를 참고하기 바란다.

허기가 질 때는 야채 주스나 두유를 한 팩 더 마시면 된다. 어쨌든 아침 식사 메뉴를 야채 주스와 두유로 정하는 것이 중요하다.

최근에는 익숙해져서 두유를 점심때 간식으로 마시기도 하고 아침에 과일만 먹기도 한다. 어쨌든 하루에 한 번은 두유와 야채, 과일을 먹고 마시고 있다. 그리고 가능하면 '아침'에 섭취하려고 노력한다.

평소에 신경 써서 식단을 짜지 않으면 섭취하기 어려운 야채를 주스로 마신다는 사실이 중요하다. 고기와 생선은 큰 노력 없이도 자주 접하게 된다. 간단한 외식을 해도 고기는 메뉴에 항상 올라 있고, 생선 초밥이나 불고기를 먹으러 나가기도 한다. 이처럼 동물성 단백질은 우리 주변에 널려 있기 때문에 간단히 섭취할 수 있다.

그러나 야채는 평소에 노력하지 않으면 필요량만큼 충분히 섭취하기가 힘들다. 그러니까 이것저것 신경 쓸 필요 없이 주스로 만들어 마시는 습관을 들이면 문제는 간단히 해결된다.

하루에 한 번은 꼭 우리 몸에 야채를 공급해 주도록 하자. 그러면 설령 패스트푸드로 점심 식사를 했다고 해도 영양의 균형이 맞춰지는 셈이므로 그리 걱정할 필요가 없다.

오래 지속할 수 있는 다이어트여야 한다

날씬해지기 위해서는 운동과 식사 요법을 병행해야 한다는 것이 정론이다. 물론 한쪽만 고집하는 것보다 매일 다이어트도 하고 조깅도 할 수 있다면 그것이 최선이다. 그렇지만 아직도 세상에는 이론은 꿰고 있으면서도 실천은 하지 못하는 나와 같은 사람들이 의지가 강한 모범생보다 훨씬 많다.

나는 운동만으로 살을 뺀 적도 있다. 그러나 결국 오래 가지 못해서 운동으로 한 달 걸려 뺀 살이 3개월 만에 다시 찌고 말았다.

식사 요법으로 뺐을 때는 더 빨랐다. 2주 걸려 몸무게를 줄였는데, 단 1주일 만에 원상복귀했다. 내 경우는 운동보다 식사 요법이 효과가 덜했다.

여러 가지 시도를 해 본 내가 지금 절실하게 느끼는 것은 다이어트는 죽을 때까지 지속할 수 있는 방법을 택하지 않으면 의미가 없다는 사실이다.

일시적인 효과에 그친다면 강도 높은 운동으로 살을 뺀다고 해도 아무 소용이 없고, 식사를 제한하여 몇 킬로그램 줄인다고 해도 말짱 헛것이다.

살아 있는 동안은 질리지 않고 지속할 수 있는 자신만의 방법으로 몸을 관리해야 한다. 내가 야채 주스와 두유를 마시는 것은 그

나의 다이어트 실패담 1

'해조류 샐러드 다이어트'. 매일 모든 식사에 반드시 해조류 샐러드를 곁들이는 방식. 말린 해조류를 물에 불린 뒤 초간장을 끼얹어 먹는 간단한 방법. 짧은 기간에 2kg이나 빠졌지만 매일 세 끼 모두 같은 음식을 먹어야 한다는 데는 역시 무리가 따랐다. 3주 만에 좌절.

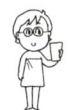

것이 아주 간단하고 효과적인 다이어트법이기 때문이다.

나는 앞으로 눈을 감을 때까지 한 잔의 야채 주스와 함께 하루를 시작할 것이다.

1일 30품목의 의미!?

나는 미네랄 두유 다이어트를 계속하면서 현대인의 비만은 영양실조에서 비롯된 것이 아닌가 하는 의문을 갖게 되었다.

영양실조라고 하면 전쟁이나 가뭄 등으로 음식을 구하기 어려운 지역의 비쩍 마른 아이들의 애처로운 모습이 연상된다. 그러나 현대의 죄 많은 인간들은 풍족한 식생활을 누리면서도 영양실조에 걸려 있다. 칼로리는 충분히 섭취하고 있지만 비타민과 미네랄, 식이섬유가 부족하기 때문이다.

균형 잡힌 식사를 통해 영양실조 상태에서 벗어나려면 어떻게 해야 할까?

하루에 30품목의 식품을 먹으면 인간은 필요한 영양소를 골고루 섭취할 수 있다고 한다.

나는 20대 초반부터 1일 30품목을 고수하려고 노력했다. 그래서인지 그 무렵에는 날렵한 몸매를 유지할 수 있었다.

결혼하고 나서도 하루에 20~30품목을 모두 섭취할 수 있는 상을 차리려 애썼다. 그러나 남편은 자기는 키틀릿 덮밥이나 라면, 카레라이스, 포크커틀릿 등의 일품 요리를 더 좋아한다며 얼굴을 찡그리기 일쑤였다.

아무래도 20품목의 식재(食材)를 다 이용하자면 반찬이 많아지게 마련이다. 신혼 무렵 우리 집 식탁에는 쪽파 무침, 샐러리와 햄 무침, 두부와 죽순 볶음, 시금치 나물, 고구마와 전갱이 조림 등이 담긴 접시들이 즐비했다. 어떤가? 이만하면 만점짜리 새댁 아닌가?

그러나 남자들, 특히 뚱뚱한 사람들 가운데는 일품 요리를 선호하는 사람들이 있는데, 하필이면 내 남편이 그중 한 사람이었던 것이다.

남편은 내가 식탁에 여러 가지 아기자기한 반찬들을 차려놓으면 금세 토라져서는 휑하니 주방으로 달려가 라면을 끓여 먹었다. 내가 만든 음식을 먹으면 금방 배가 불러서 많은 양을 먹을 수가 없다고 투정을 부리면서 말이다.

"그러니까 좋은 거지! 여러 가지 음식을 조금씩 섭취해야 영양의 균형도 잡히고 살도 안 찌는 거야!"

"난 뚱보가 되더라도 실컷 먹고 싶단 말야!"

아, 지금 생각해도 화가 나는 걸 보면, 그때는 정말 용케 버틴 것

나의 다이어트 실패담 2

'1일 30품목 다이어트'. 결혼 후 남편 때문에 좌절된 다이어트. 20세 무렵부터 약 10년간 이어졌으므로 내 다이어트 역사에서 가장 오래 지속된 방식이다. 30품목이 안 될 때는 20품목이라도 섭취하려 했고, 가능하면 품목에 변화를 주기 위해 노력했다.

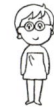

같다.

　본론으로 돌아와서, 위의 이야기가 의미하는 바는 인간은 골고루 영양을 섭취하면 포만감을 느낀다는 것이다. 그것도 과식으로 인한 포만감이 아니라 기분 좋은 만족감을 얻을 수 있다.

　여러분도 꼭 '만족감'을 느낄 수 있는 미네랄 두유 주스 다이어트를 경험해 보기 바란다.

지은이의 다이어트 생각 ④

── 당신과 살면
뚱뚱해질 수밖에 없어

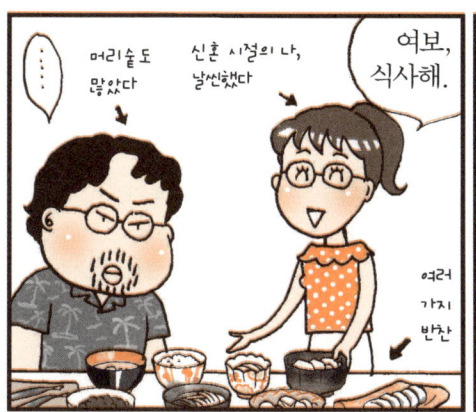

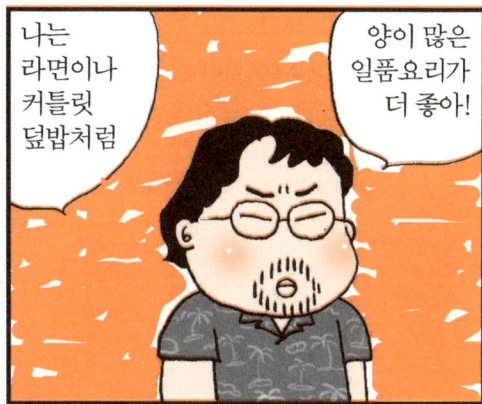

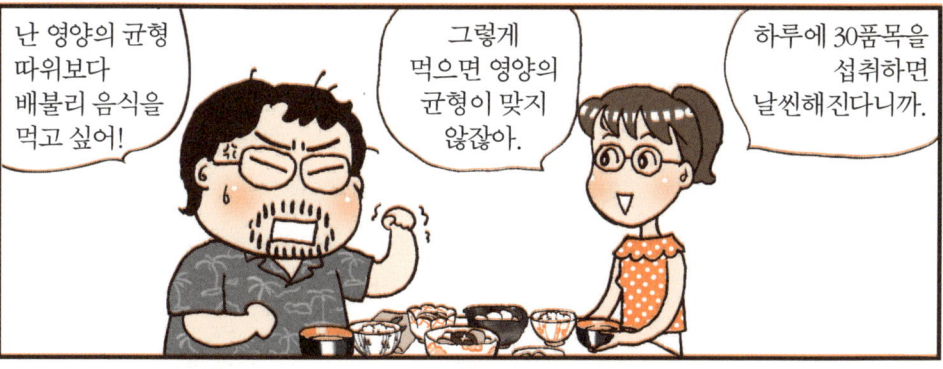

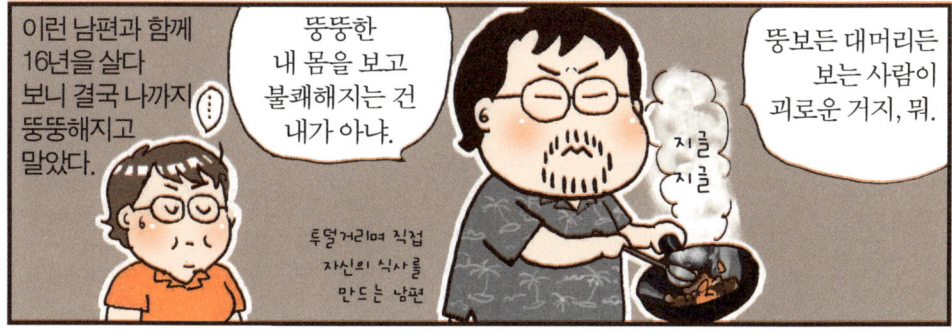

간식에도 미네랄을

미네랄 두유 주스를 마시면 식욕이 조절되어 과식을 하지 않게 되고 간식 섭취량도 줄어든다. 확실히 그렇다. 그러나 역시 입이 심심해서 간식이나 과자를 먹고 싶어질 때가 있는데, 그럴 때 주의하지 않으면 모든 노력이 수포로 돌아갈 수 있다.

전에 비해 입이 궁금해지는 순간이 훨씬 줄어든 건 사실이지만 가끔은 나도 군것질을 하고 싶을 때가 있다. 그럴 때 무리해서 참으면 나중에 그 반작용이 더 심해질 수 있다. 요요 현상이 가장 두려웠던 나는 가끔씩 입이 심심할 때 미네랄이 풍부한 몸에 좋은 간식을 먹기로 했다.

아무리 참으려 해도 단것이 먹고 싶을 때는 말린 과일을 먹는 것이 좋다. 보통 과일을 말리면 100g당 미네랄 함유량도 증가한다. 사과 50g을 먹는 것보다 말린 사과 50g을 먹는 편이 당도도 높고 미네랄의 양도 풍부하다.

야채 주스 다이어트를 시작하고 나서 나는 말린 과일이 좋아졌다. 미네랄이 풍부하다는 이성적인 이유도 있지만 신기하게도 전에는 너무 달아서 입에 잘 대지 않았던 말린 과일이 조금만 먹어도 아주 맛있다는 느낌이 들었다.

나는 바뀐 입맛에 당황했다. 몸속에 미네랄이 풍부해지면 체질

아카보시식 간식에 대한 상세한 설명은 지은이의 다이어트 생각 7에!
배가 출출해지면 말린 과일이나 토마토, 바나나 등을 먹는다. 허기를 참지 않는 것이 아카보시식 다이어트다. 너무 참으면 반드시 스트레스가 쌓여 그것이 오히려 과식의 원인이 된다. 상세한 내용은 98쪽을 참고하기 바란다.

이 조금씩 변하는 듯하다.

　아침 식사 대용으로 사랑받는 시리얼도 식이섬유와 비타민, 미네랄 등이 풍부하다. 특히 말린 과일이 들어 있는 시리얼은 맛이 달콤해서 스낵 대신 먹기도 한다.

　단맛이 나는 음료수를 마시고 싶을 때는 설탕 대신 미네랄이 풍부한 벌꿀을 넣는다.

　케이크가 먹고 싶을 때는 식빵의 한쪽에 벌꿀을 조금 발라 두유와 함께 먹었는데, 아주 맛이 좋아서 지금도 선호하는 간식 가운데 하나다.

　입이 아주 조금만 궁금할 때는 미네랄과 식이섬유를 섭취할 수 있는 김을 권한다. 맛김도 좋고 그냥 구운 김도 좋다. 배는 고프지 않은데 입이 좀 심심할 때는 가벼운 마음으로 찬장을 열고 김을 꺼내 씹으면 된다. 지금까지 간식을 즐기던 사람이 단번에 간식을 끊으려 하면 스트레스가 쌓일 것이다.

　그러나 간식은 가능하면 피하는 것이 몸에도 좋고 치아에도 좋다. 이성적으로는 충분히 알고 있고, 가능하면 줄이고도 싶다. 그러나 심한 죄책감을 느끼며 구석에서 달콤한 케이크를 먹는 것보다 김이나 말린 과일을 조금씩 먹으며 마음을 달래 주는 것이 훨씬 효과적이라고 확신한다.

　참고 또 참아 몸무게를 확 줄인다고 해도 나중에 반드시 요요현상이 찾아온다. 그렇게 되지 않도록 조금씩 체중을 줄여 나가는 것이 바람직하다. 특히 나처럼 간식을 즐기고 항상 뭔가를 입에 물고 다니는 사람은 미네랄 두유 다이어트가 딱 맞는다.

미네랄을 충분히 섭취하면 식욕을 잘 조절할 수 있게 된다. 그렇기 때문에 간식을 끊지 못하던 나와 친구들이 무리하지 않고 간식을 줄이는 것만으로도 살을 뺄 수 있었던 것이다.

두유의 대두 이소플라본(isoflavone) 효과

미네랄 두유 주스를 마시고 나서 8개월 정도 지났을 무렵 무심코 거울을 보다가 깜짝 놀란 적이 있다. 잔털이 희미해져 있었던 것이다.

나는 여잔데도 입 주위의 수염이 진해서 일주일에 한 번씩 깎아 주지 않으면 만화에 나오는 도둑처럼 얼굴이 지저분해졌다. 그래서 샤워할 때마다 거울을 보면서 수염이 눈에 띄기 시작하면 귀찮아도 밀어 줘야 했다. 그런데 근래 몇 개월은 화장실에서 수염을 깎은 기억이 없다. 수염이 희미해져서 별로 눈에 띄지 않았기 때문이다.

아마도 두유의 이소플라본 효과 때문일 것이다. 대두에 함유된

붐을 일으키고 있는 대두 이소플라본
여성 호르몬인 에스트로겐과 비슷한 작용을 한다고 하는 대두 이소플라본. 피부가 건조해지는 것을 막아 주고 미백 작용도 있어 여성들에게 인기를 끌고 있다. 된장과 청국장, 콩가루, 두유 등의 대두 식품에 함유되어 있으며 영양 보조 식품으로 섭취할 수도 있다.

이소플라본은 여성 호르몬과 비슷한 작용을 하기 때문에 수염이 옅어질 수도 있다. 언젠가는 두유를 원료로 한 탈모 로션이 TV에 소개된 적도 있다.

그리고 보니 미네랄 두유 주스를 마시기 시작하면서부터는 갱년기 대책으로 복용하던 한약을 먹지 않고 있는데도 몸 상태가 좋고, 불안하고 초조한 증상도 줄어든 것 같다. 역시 두유는 내 몸에 잘 맞는 것 같다!

비타민과 미네랄의 또다른 장점들

야채 주스의 비타민과 미네랄도 살결이 고와지고 기름이 적게 끼게 하는 등 피부 미용에 효과를 나타낸다.

비타민과 미네랄은 신문이나 잡지의 미용 특집에 빠지지 않고 등장하는, 아름다운 피부를 위한 기본 아이템. 나도 야채 주스를 마시고 나서부터 피부가 아주 고와졌다. TV 방송을 위해 밤샘 촬영을 마치고 난 새벽녘, 메이크업 담당자도 전과 달라진 내 피부를 보고 감탄할 정도였다.

게다가 야채 주스에는 수용성 식이섬유가 풍부하여 변비 해소에도 도움이 된다. 비타민과 미네랄, 식이섬유, 그리고 이소플라본까

맨 처음에 느낀 것은 아침에 눈이 잘 떠진다는 것
아침에 상쾌한 기분으로 일어날 수 있게 된 것은 나뿐만이 아니었다. 남편도 "지금까지와 달리 왠지 아침부터 컨디션이 좋은데"라며 만족스러워했다. 오전부터 머리 회전이 좋아진 듯하다.

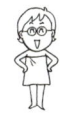

지 모두 몸에 좋은 것들뿐이므로 컨디션이 좋아지지 않을 수가 없다. 아침에도 눈이 잘 떠지고 기분이 상쾌하다. 역시 영양의 균형을 맞춰 충분한 양을 섭취하면 피로도 쉽게 가시는 것 같다.

만화가라는 직업상 내 생활은 매우 불규칙해서 취침 시간과 기상 시간이 들쭉날쭉하다. 항상 잠이 부족하고 피곤이 덜 풀린 듯해서 아침에 일어나기가 쉽지 않았다. 자명종이 울려도 좀처럼 눈을 뜨지 못할 정도였다. 그런데 야채 주스를 마시고 나서부터 개운한 기분으로 잠자리에서 일어나게 되었다. 더 이상 잠을 털어 내지 못해 이불과 씨름하지도 않는다. 물론 밤을 새우고 새벽에야 눈을 붙인 날은 당연히 피곤하지만 보통 때처럼 밤에 자고 일어나는 아침이면 번쩍 눈이 뜨인다. 몸이 좋아졌다고밖에는 이 놀라운 변화를 달리 설명할 도리가 없다.

아카보시의 피부 이야기가 궁금하면 지은이의 다이어트 생각 9를 보라!
미네랄 두유 다이어트로 피부까지 고와져 우쭐해진 김에 나만의 미용 비법을 소개하겠다. 직접 만든 화장수, 거품 세안법, 스쿠알렌 오일 이용법 등에 대해 알고 싶다면 118쪽을 참고하기 바란다.

Doctor's column.3

쇼와 대학 요코하마 시 북부병원 병원장·내과의
다구치 스스무

주스에 함유된 수용성 식이섬유의 작용

주스에는 수용성 식이섬유가 들어 있다

식이섬유는 물에 녹는 수용성 식이섬유와 물에 녹지 않는 불용성 식이섬유(114~115쪽 참고)로 나뉜다. 그중에서도 야채 주스나 과일 주스에 함유되어 있는 것은 수용성으로, 과일에 많이 함유된 펙틴 등이 대표적인 수용성 식이섬유다. 과일 외에 곤약이나 해조류 등에도 많이 함유되어 있다.

당분과 콜레스테롤의 흡수를 저지한다

수용성 식이섬유는 물에 녹으면서 수분을 함유하여 장 속에서 끈끈한 겔(gel) 상태가 된다. 겔 상태의 수용성 식이섬유는 포도당의 흡수를 억제하여 혈당 수치가 급상승하는 것을 막아 준다. 또한 콜레스테롤과 염분의 흡수를 억제하는 놀라운 효과가 있어서 고혈압과 당뇨병·동맥 경화·담석·고지혈증 등의 예방에도 도움이 된다.

변을 부드럽게 하여 변비를 개선한다

수용성 식이섬유와 불용성 식이섬유는 변의 수분량을 증가시켜 부드럽게 만들어 주기 때문에 변비를 개선하는 효과도 있다. 또한 에너지를 거의 갖고 있지 않아서 다이어트에도 좋다.

식생활이 서구화되면서 현대인들은 식이섬유 부족 현상을 보이고 있다. 그러므로 수용성 식이섬유와 불용성 식이섬유를 의식적으로 섭취하려는 노력을 기울여야 한다.

정리하면, 야채 또는 과일 주스에 함유되어 있는 수용성 식이섬유는 당분과 콜레스테롤의 흡수를 억제하고 변을 부드럽게 만드는 작용을 하므로 다이어트에도 효과적이라고 할 수 있다.

겔 상태의 식이섬유가 콜레스테롤에 흡착한다

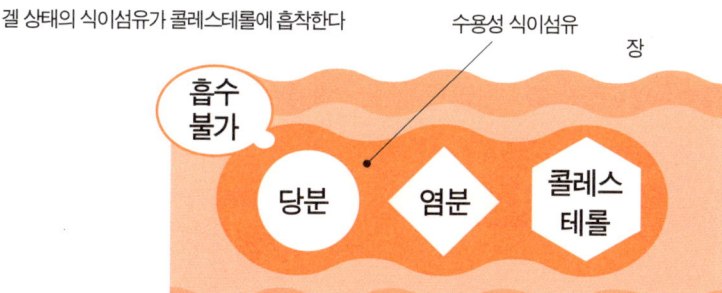

물에 녹아 끈끈한 겔 상태가 된 수용성 식이섬유는 콜레스테롤과 당분, 염분에 달라붙어 흡수를 억제하는 작용을 한다.

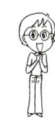

영양 관리사의 조언

Dietician's

여성 호르몬과 비슷한 작용을 한다

이소플라본은 대두의 배아에 많이 함유되어 있는 성분으로, 특히 주목해야 할 사실은 몸속에 들어가면 여성 호르몬인 에스트로겐과 비슷한 작용을 한다는 점이다.

에스트로겐은 갱년기에 난소 기능이 저하되면 급격히 감소하는 여성 호르몬이다. 에스트로겐이 감소하면 콜레스테롤과 중성 지방의 증가와 같은 여성 갱년기 장애의 여러 가지 증상이 나타난다(상세한 설명은 32쪽 참고).

갱년기 증상에 효과적이다

이소플라본은 갱년기에 급감하는 에스트로겐을 대신하여 갱년기의 여러 증상들을 개선해 주는 성분이다.

우선 콜레스테롤 상승을 억제하고 혈관을 확장시켜 고혈압과 동맥 경화를 예방한다. 물론 중성 지방을 억제하므로 다이어트에도 도움이 된다. 또한 뼈에서 칼슘이 녹아 나오는 것을 막아 주어 갱년기에 나타나기 쉬운 골다공증을 예방하는 작용도 한다.

그밖에 이소플라본에는 종양의 증식을 억제하는 효과도 있어서 유방암이나 전립선암의 예방 성분으로도 주목받고 있다.

피부가 고와진다

이소플라본은 세포의 노화를 촉진하는 체내의 활성 산소를 억제하는 항산화 작용을 통해 세포의 노화를 막아 준다. 그리고 여성에게 무엇보다 기쁜 소식은, 이소플라본이 피부 미백 작용과 더불어 보습력을 향상시키는 작용을 한다는 것이다.

갱년기 전부터 적극적으로 섭취한다

에스트로겐은 갱년기에 급격히 감소한다. 또한 과도한 스트레스나 피로에 의한 난소 기능의 저하, 무리한 다이어트에 의해서도 에스트로겐은 감소한다. 그러므로 지나치게 스트레스가 쌓이지 않도록 노력하고 극단적인 다이어트를 삼가는 것은 물론 갱년기 전의 2~30대 여성이라도 몸과 마음의 건강과 미용을 위해 이소플라본을 충분히 공급해 주어야 한다.

다이어트 중에 두유를 마심으로써 이소플라본을 섭취하는 것은 골다공증을 예방하고 에스트로겐을 보완하는 매우 효과적인 방법이다.

하루 섭취량

성인 여성은 하루에 약 40mg의 이소플라본을 섭취해야 한다.

식품으로 환산하면 두유 100~150cc, 콩가루 40g, 청국장 40~50g, 두부 100~150g에 이르는 양이다.

column.2 영양 관리사 마키노 나오코

두유에 함유된 대두 이소플라본이란?

■ **에스트로겐과 작용이 매우 비슷하다**

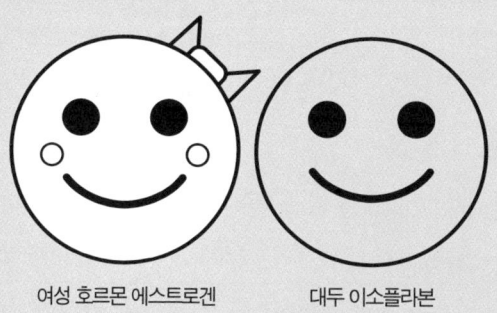

대두 이소플라본의 작용은 여성 호르몬인 에스트로겐과 매우 비슷하므로 갱년기 증상에도 효과적이라고 할 수 있다. 따라서 난소 기능이 저하되기 쉬운 3~40대의 프리 갱년기 여성도 적극적으로 섭취해야 한다.

■ **대두 이소플라본의 놀라운 작용**

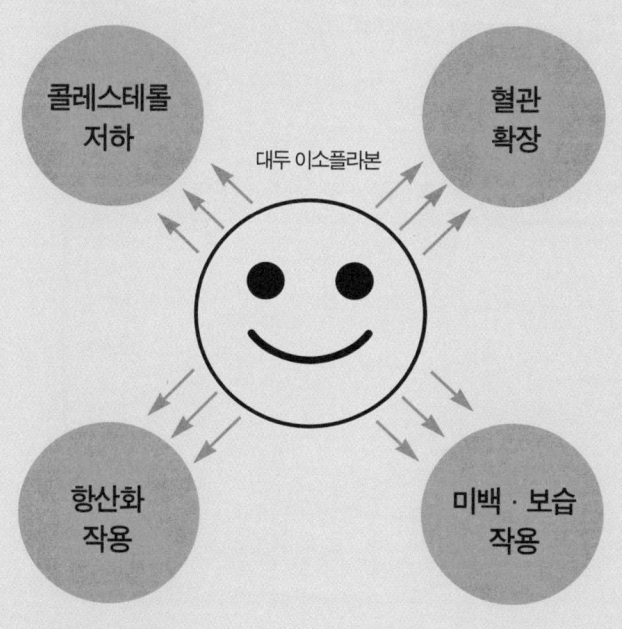

대두 이소플라본은 에스트로겐과 비슷한 작용을 하기 때문에 갱년기에 나타나는 콜레스테롤 상승 등의 증상을 막아 준다. 그 밖에 혈관 확장, 미백·보습 작용, 항산화 작용 등도 기대할 수 있다.

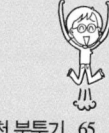

하루에 필요한 칼로리

사람은 왜 살이 찔까? 섭취한 칼로리가 소비한 칼로리보다 많은 경우 남아도는 칼로리가 체내에 축적되기 때문이라는 것은 모두 알고 있는 상식이다. 그렇다면 당신은 자신에게 필요한 칼로리 양이 얼마나 되는지 알고 있는가?

어느 날 잡지에서 성인 여성이 하루에 필요로 하는 에너지가 1,800Kcal라는 기사를 읽은 나는, 내가 뚱뚱해진 이유가 하루에 그 이상을 섭취했기 때문이라는 결론을 내리고 앞으로는 1,600Kcal 정도로 줄이겠다고 결심했다. 그래서 각 식품의 열량표를 부엌에 붙여 놓고, 패밀리 레스토랑에서 외식을 할 때는 반드시 메뉴에 적혀 있는 칼로리를 보고 주문했다. 그러나 아무리 노력해도 살이 빠지기는커녕 체중은 점점 불어나기만 했다.

절망감에 빠져 있을 때 궁금증을 유발하는 정보 하나가 들어왔다. 휴대 전화로 접속할 수 있는 다이어트 사이트가 있다는 것이었다. 그 다이어트 사이트는 접속자의 성별·연령·신장·체중뿐 아니라 사무직인지, 육체 노동을 하는지, 수면 시간·통근 시간·앉아 있는 시간·걷는 시간 등의 생활상을 자세히 입력하도록 되어 있었다.

나의 경우, 일은 사무직에, 수면 시간은 평균 5시간이었다. 여기

나의 운동 실패담 1
'보디 블레이드'. 한창 유행할 때 샀다. 가늘고 긴 금속 검처럼 생긴 것을 양손으로 들고 흔드는 것. 팔에 붙은 살을 빼는 데 효과적이다. 그러나 만화가라는 직업상 안 그래도 팔을 혹사하는 내가 지속할 수 있는 운동은 아니라고 마음속으로 변명하며 그만두고 말았다.

까지는 괜찮았다. 그런데 통근 시간은 제로, 앉아 있는 시간은 18시간이라니, 체크를 하면서 나 스스로도 놀랐다. 게다가 집에서 일을 하기 때문에 잠자는 시간 말고는 거의 모든 시간을 책상에 앉아 있는 데다 걷기 운동이래야 침대에서 책상까지, 책상에서 화장실이나 식탁까지가 전부였다. 많이 봐줘야 하루에 1시간이나 걸을까 말까?

이러한 생활상을 기록했더니 다이어트 사이트에서 계산되어 나온 내 필요 칼로리는 1,200Kcal였다!

어떤 다이어트든 1,600Kcal 내지는 엄격히 잡더라도 1,400Kcal부터 시작하는 경우가 많다. 그런데 내 필요 칼로리는 1,200Kcal라니! 말도 안 된다고 생각했다. 1,200Kcal는 패밀리 레스토랑에서 클럽하우스 샌드위치 한 개만 먹어도 채워지는 수치다. 1일 1,200Kcal이면 한 끼 식사는 400Kcal. 생선 구이 정식도 600Kcal는 될 것이다. 국수류는 튀김 국수는 절대 안 되고 메밀 국수만 먹어야 한다. 물론 간식은 절대로 먹어서는 안 된다. 정말 믿고 싶지 않은 결과였다.

그래서 나름대로 조사를 좀 해 봤다. 일본 후생성에서 발표한 생활 활동 강도에 따른 연령대별 소요 에너지에 의하면 다음과 같은 수치가 나왔다. 여성의 경우다.

나의 운동 실패담 2
'에어로바이크'. TV를 보면서 자전거 페달을 밟으며 땀을 빼면 쉽게 살을 뺄 수 있을 것이라고 기대했다. 그런데 거실에 놓았더니 보기가 싫고, TV가 없는 방으로 옮겼더니 꾸준히 하지 않게 되었다. 나중엔 장소를 차지하기만 한다는 생각에 친구에게 줘 버렸다.

생활 강도	낮음	약간 낮음	적절	높음
18~29세	1550	1800	2050	2300
30~49세	1500	1750	2000	2200
50~69세	1450	1650	1900	2100(Kcal)

　나에게 해당되는 것은 30~49세, 생활 강도 '낮음' 란으로, 하루 필요 칼로리는 1,500이라고 되어 있었다.

　성인 여성의 경우 하루에 1,800Kcal가 필요하다는 것은 젊은이들에게나 해당되는 얘기였다. 게다가 내 생활 강도는 '낮음'이 아니라 '매우 낮음'으로 봐야 한다. 그런 내가 1,600Kcal를 섭취한다면 뚱뚱해질 수밖에 없다. 아마 1,500Kcal라도 마찬가지겠지만……

　'아무리 노력해도 살이 빠지지 않는다', '조금밖에 먹지 않는데도 살이 찐다'고 한탄하는 여러분, 자신에게 필요한 칼로리는 어느 정도인지 한번 확인해 보고, 자신의 생활 강도는 어느 정도인지에 대해서도 냉정하게 따져 보기 바란다.

나의 운동 실패담 3
　'스테퍼'. 제자리걸음을 하는 기구. 에어로바이크처럼 공간을 차지하지 않을 것으로 보여 구입했으나 역시 2주 만에 질려 버렸다. 번번이 다이어트 운동에 실패하면서 느낀 점은, 나란 인간은 정말 싫증을 잘 내는 변덕쟁이라는 사실!

의욕과 활력이 넘친다

미네랄 두유 주스를 마시고 나서 몸이 좋아지니까 무슨 일을 하든 의욕이 샘솟는 것 같다.

돌이켜보니 살이 찌기 시작한 무렵에는 무슨 일을 해도 의욕이 생기지 않았다. 움직이기도 싫고 나가기도 싫었다. 청소도 요리도 하기 싫었다. 찌푸린 얼굴로 느릿느릿 움직였다. 전철을 타면 금방 내리는데도 자리를 찾아 앉기 바빴다. 서 있으면 왠지 다리도, 허리도, 어깨도 아팠다. 그 무렵엔 정말로 몸이 좋지 않았던 것 같다. 갱년기 증상도 나타나기 시작한 데다 살이 찌면서 몸도 무거워졌으니 말이다.

몸 상태가 좋아지니까 몸을 움직이는 일이 더 이상 귀찮지 않았다. 같은 100m 거리를 걸어가서 물건을 산다고 해도 천천히 터벅터벅 걷는 것과 팔을 휘저으며 씩씩하게 걷는 것은 소비되는 칼로리가 다르다. 살이 빠지면 확실히 몸을 움직이기가 수월해진다!

야채 주스를 마시기 시작하고 2~3개월 지났을 때니까, 2003년 8월경의 일이다. 체지방률이 약간 떨어졌다. 활발하게 몸을 움직인 덕분이었다.

전에도 여러 번 도전했다가 좌절한 '생활 속에서의 운동'을 이 무렵엔 지속적으로 실천하고 있었다. 몸무게가 늘기 시작했을 때,

'전철을 타면 한 정류장이라도 발끝으로 서 있는다', '자동차에 타면 허벅지를 들어올리는 다리 운동을 한다' 는 목표를 나름대로 세웠지만 한 번도 실행하지 못했다. 그럴 의욕이 생기지 않았기 때문이다.

그런데 미네랄 두유 주스를 마시고 나서부터 어쩐지 컨디션이 좋아졌다는 느낌이 들면서 다시 '생활 속에서의 운동' 을 시도해 보고 싶은 의욕이 솟았다. 평소에 1,000보도 걷지 않는 생활을 하다 보니 조금만 운동을 해도 효과는 금세 나타났다.

나의 운동 부족 상태는 심각한 수준이어서 만보계를 차고 재 보면 하루에 1,000보도 걷지 않는 날이 많았다. 2002년부터 수영 교실에도 다니기 시작했으나 바빠지면 한 달간이나 가지 않을 때도 있었다. 어쨌든 나는 활동량이 보통 사람보다 극단적으로 적은 편이었으므로 생활 속에서 부지런히 몸을 움직여야 했다. 이런 내게 적당한 생활 속에서의 운동은 바로 '유산소 가사 운동, 즉 가사로빅' 이었다.

미네랄 두유 다이어트를 실천하기로 결심한 당신에게 즐겁고 손쉽게 운동할 수 있는 '가사로빅' 을 덤으로 소개하고자 한다.

운동을 하려면 돈을 들여라?

평소에 운동과는 거리가 먼 생활을 하는 사람은 돈을 들여 운동하는 것도 한 방법이다. 걷기 운동도 작심삼일로 포기한 나였지만 44세에 수강료를 내고 수영을 배우면서 본전을 뽑아야겠다는 욕심에 열심히 헤엄쳤다. 약간 살이 빠졌지만 금세 요요 현상이 나타났다. 그러나 야채 주스를 마시면서 다시 체중 감량에 성공!

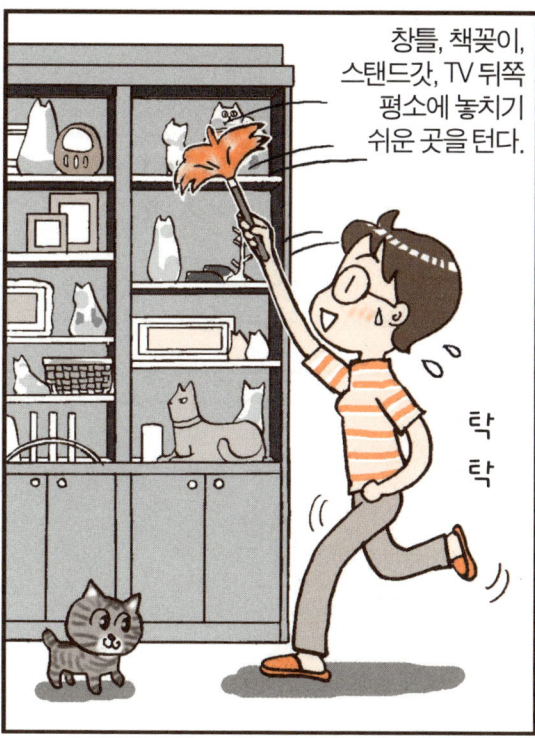

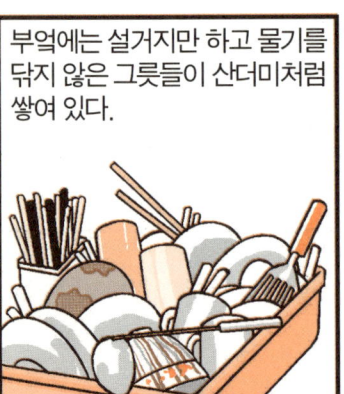
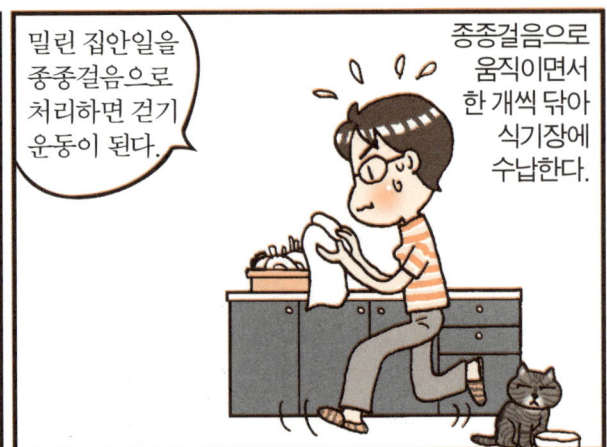
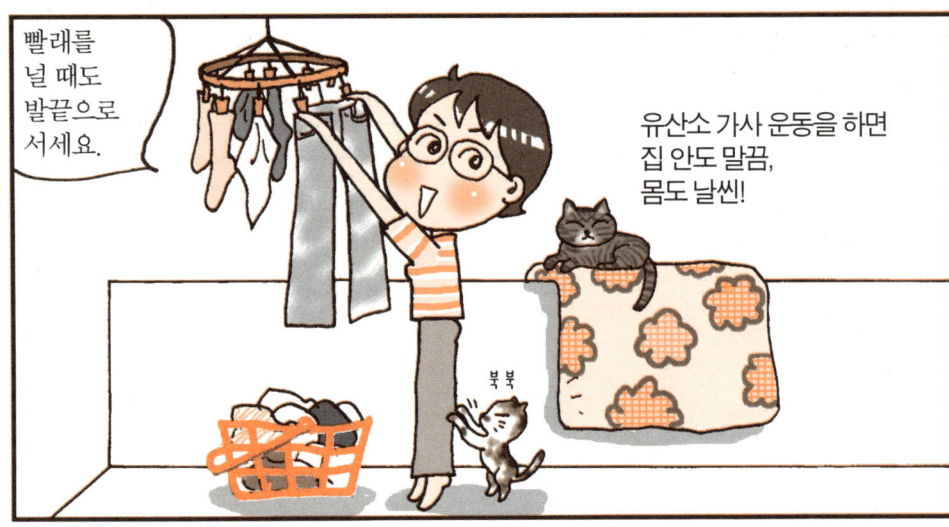
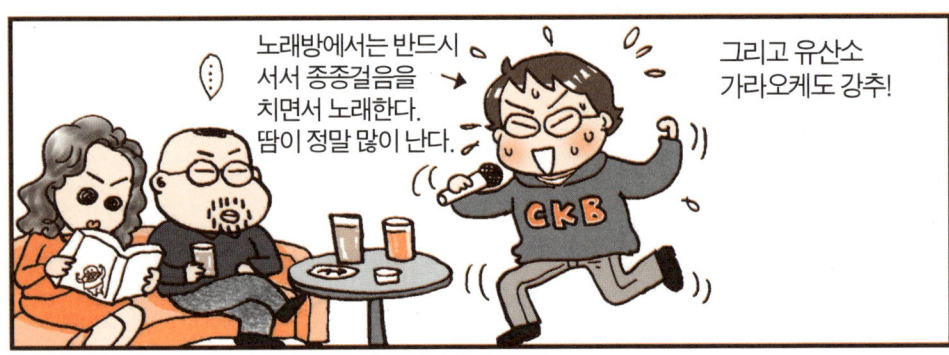

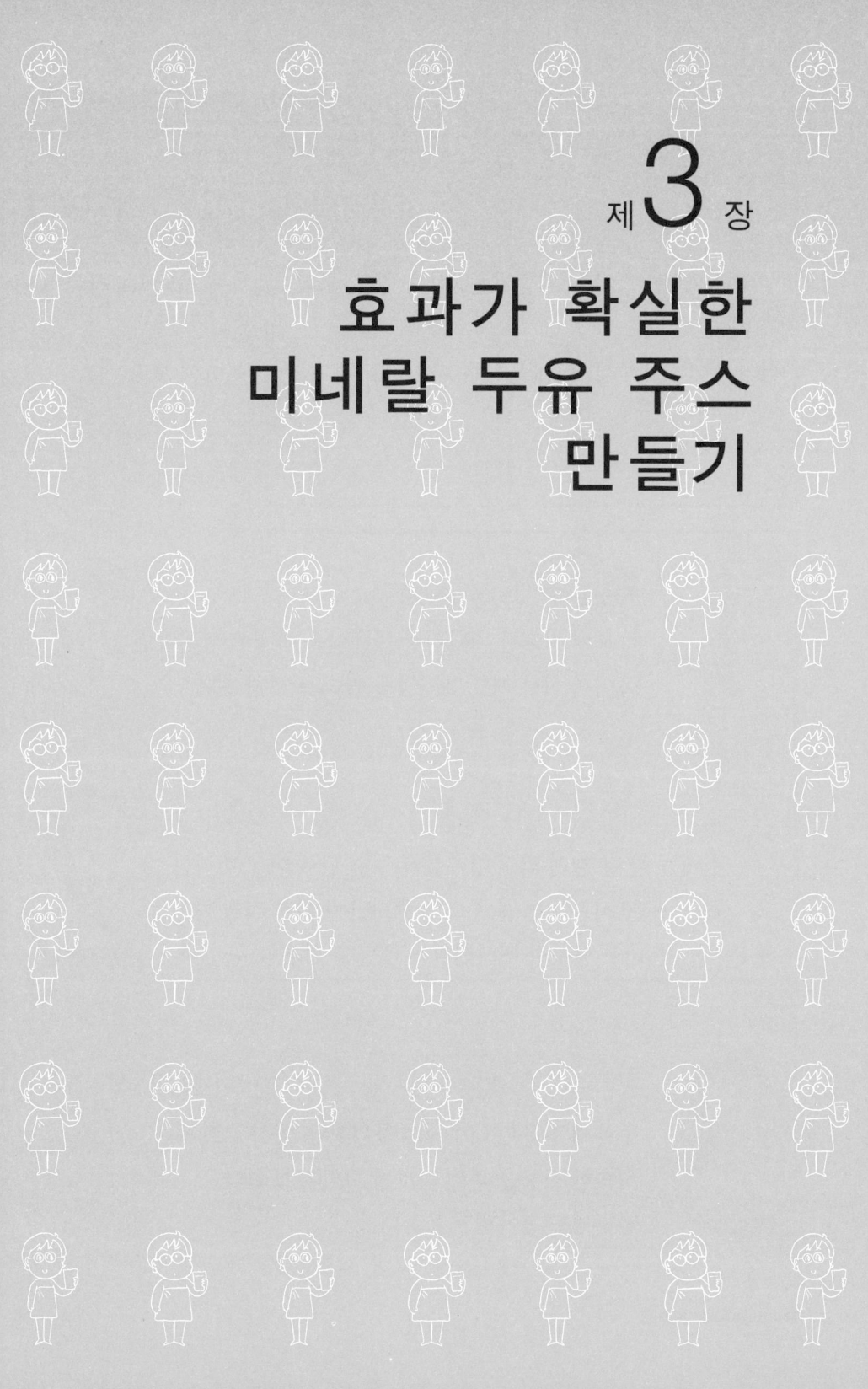

제 **3** 장

효과가 확실한 미네랄 두유 주스 만들기

미네랄 두유 다이어트의 기본 7가지

'미네랄 두유 주스'로 체중이 8kg이나 줄고, 콜레스테롤 수치도 100 가까이 내려간 아카보시 씨.
여기서 아카보시식 '미네랄 두유 다이어트의 기본'을 복습해 보자.

1 아침 식사 대신 주스를 마신다

하루에 필요한 비타민과 미네랄을 아침에 섭취하면 나머지 식사 때도 포만감을 빨리 느끼게 된다.

2 주서로 직접 만든 주스가 제일

전에는 한 달 걸려 먹던 야채를 일주일 만에 다 소비하는 듯한 기분! 시판되는 캔 주스도 좋지만 주서로 직접 짜서 먹으면 더욱 풍부한 비타민과 미네랄을 섭취할 수 있다.

3 피부를 위해 두유를 충분히 마신다

두유에 함유된 대두 이소플라본은 여성 호르몬과 비슷한 작용을 하여 피부를 고와지게 한다.
땀구멍도 작아질지 모른다.

4 미네랄과 비타민을 충분히 섭취하여 포만감을 느낀다

미네랄과 비타민을 충분히 섭취하면 조금만 먹어도 포만 중추가 자극되어 포만감을 느끼게 된다. 그러면 무리 없이 소식(小食)을 할 수 있다.

5 오래 지속하는 것이 중요하다

다이어트는 죽을 때까지 지속하지 않으면 의미가 없다. 매일 아침상을 차리는 것보다 간단한 미네랄 두유 다이어트라면 성공 예감!

6 가끔은 시판되는 주스를 이용해도 된다

나는 바쁠 때나 출장지에서는 아침에 시판되는 야채 주스 200cc에 두유 200cc를 섞어 마시기도 한다. 그러면 점심때까지 공복감이 느껴지지 않는다.

7 재료를 자유롭게 섞기 때문에 맛이 좋고 질리지 않는다

뭐니뭐니해도 맛이 좋다. 맛이 없으면 아무리 다이어트라고 해도 오래 지속할 수 없다. 여러 가지 야채를 다양하게 섞어 만들 수 있으므로 매일 마셔도 질리지 않는다.

기본적인 미네랄 두유

피부가 반짝반짝! 핑크빛의

기본 1 슬림 주스 (1인분)

재료		분량		설명
사과		1/2개	120g	껍질은 벗기지 않아도 되고 심을 발라낸다. 주서의 투입구에 넣기 좋은 크기로 자른다.
당근		1/2개	90g	깨끗이 씻고 껍질을 벗기지 않는다. 주서에 넣을 때는 길게 세로 방향으로 넣는다.
토마토		1/2개	75g	꼭지만 떼고 껍질과 씨는 그대로 둔다. 4등분한다.
레몬 즙		1/2개	15cc	레몬은 1큰술 정도를 따로 짜 둔다. 마지막에 두유와 함께 야채 주스에 섞는다.
두유			200cc	칼로리가 낮은 것은 비조제 두유지만 별로 개의치 않는다면 당분이 첨가된 조제 두유도 괜찮다.

총 칼로리	248Kcal		
칼슘	98mg	철	2.8mg
*비타민A(레티놀)	1331μg		
비타민B$_1$	0.25mg	비타민B$_2$	0.11mg
비타민C	27mg		

* 레티놀은 체내에 들어가면 비타민A와 같은 작용을 한다.

친근한 재료로 손쉽게 만들 수 있는 기본 주스 2가지

미네랄 두유 주스를 만들기 시작했을 때 기본으로 삼은 것이 이 2가지 주스다. 들어가는 재료는 일 년 내내 쉽게 구할 수 있어 일반 가정에서 냉장고에 항상 준비해 놓는 것들이다.

나는 이 주스를 기본으로 하여 냉장고에 남은 야채와 과일로 변화를 주고 있는데, 그중에서 추천하고 싶은 것을 82~83쪽에 소개해 놓았다. 88쪽부터는 주스의 재료로 활용할 수 있는 야채와 과일에 들어 있는 주요 성분들과 손질 방법 등을 자세히 적었으므로 참고하기 바란다.

소개한 레시피는 모두 1인분이지만 예를 들어 부부가 함께 주스를 마시는 경우에는 재료의 분량을 2배로 준비하면 된다. 물론 저마다의 취향에 따라 야채의 종류와 양을 늘려도 상관없다.

주스 2가지

원기 충천! 초록빛의
기본 2 파워 주스(1인분)

재료		분량		
바나나		1개	100g	껍질을 벗긴다. 끈기가 있으므로 믹서에 넣을 때는 따로 넣어서 간다.
시금치		1/2다발	150g	뿌리는 그대로 두고 씻는다. 데치지 않고 잎을 둥글게 감아 주서에 넣는다.
자몽		1/2개	60g	반으로 잘라 껍질을 벗긴다. 얇은 껍질은 벗기지 않은 채 투입구의 크기에 맞게 손으로 잘라 넣는다.
두유		200cc	120g	비조제 두유 대두 1g 속에는 이소플라본이 0.4mg 들어 있으므로 100cc로 하루에 필요한 40mg을 섭취할 수 있다.

총 칼로리	295Kcal			
칼슘	162mg	철	5.8mg	
*비타민A(레티놀)	1059㎍			
비타민B$_1$	0.45mg	비타민B$_2$	0.42mg	
비타민C	114mg			

재료에 들어 있는 성분의 작용을 숙지하고 몸 상태에 맞게 섞는다

슬림 주스는 분홍빛이 난다. 사과에는 몸을 산화시키지 않는 항산화 작용을 하는 폴리페놀이, 당근에는 피부의 윤기를 유지해 주는 비타민A가, 토마토에는 혈액의 흐름을 원활하게 하는 피라딘(Pyridine)이 많이 함유되어 있다. 모두 피부에 좋은 성분들이다.
파워 주스는 초록색이다. 바나나에는 칼륨과 마그네슘 등의 미네랄이 풍부하고, 시금치 또한 비타민과 미네랄의 왕이라 불릴 정도다. 자몽에는 기초 대사를 상승시키는 구연산이 많고 칼륨도 풍부하여 부종에 좋다. 파워 주스에서처럼 바나나를 넣으면 당도도 높아지고 포만감을 빨리 느끼게 되어 원기 회복에 효과적이다. 채소는 소송채나 얼갈이 배추, 양상추 등을 넣어도 되고 감귤류를 섞으면 맛이 더욱 좋아진다.

기본적인 미네랄 두유 주스 만드는 법 ①

주서의 경우

미네랄 두유 주스는 주서로 만드는 것이 기본이다. 직접 만들면 시판되는 주스보다 미네랄과 비타민이 풍부하고 맛도 좋다. 그리고 무엇보다 만드는 방법이 간단하다.

[사용 도구]

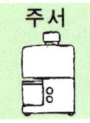 고기능 주서가 더 편리하겠지만 나는 마트에서 산, 값이 저렴한 주서를 사용하고 있다.

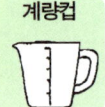 남은 찌꺼기를 면포로 짜낼 때 받아내는 그릇으로 사용. 스테인리스 볼로 대신해도 된다.

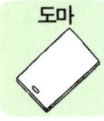 당근이나 사과를 주서에 넣을 만한 크기로 자를 때 사용. 작은 것을 따로 준비한다.

 당근이나 사과 등은 껍질을 벗기지 않은 채 사용하지만 잔류 농약이 염려될 때는 필러로 껍질을 벗겨 낸다.

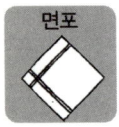 주서로 짜고 남은 찌꺼기에 아직 수분이 남아 있을 때 면포에 싸서 다시 한번 짠다.

 주서에 묻은 찌꺼기를 깨끗이 긁어낼 때 사용하면 편리하다.

[알아 두면 유용한 정보]

큰 계량컵이 편리하다

주스 찌꺼기를 짤 때 500cc 이상의 큰 계량컵(주둥이가 달린 것)이 있으면 더욱 편리하다. 계량컵 위에 면포를 얹은 다음 그 위에 찌꺼기를 올려놓고 꼭 짠다. 여기에 주서로 짠 주스와 두유를 넣고 섞으면 완성!

면포가 없으면 손수건도 OK

찌꺼기를 짤 때 면포 대신 낡은 손수건을 이용해도 된다. 크기도 적당한 데다 즙도 잘 짜진다. 그러나 조금만 써도 과즙의 물이 들어 더러워 보이기 때문에 흰 면포보다는 무늬가 있는 컬러 손수건이 사용하기에 더 편리하다.

고무 주걱이 있으면 편리하다

고무 주걱을 사용하면 주서 구석구석에 남아 있는 찌꺼기를 알뜰하게 긁어낼 수 있다.

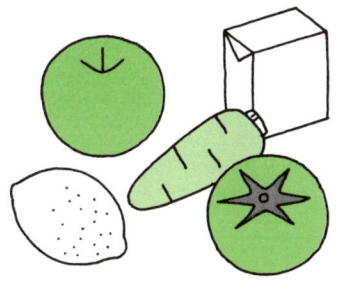
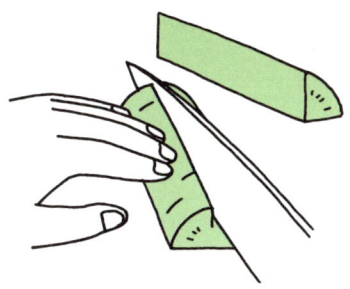

1 재료를 준비한다

슬림 주스를 예로 들어 만드는 방법을 설명하겠다. 먼저 사과, 당근, 토마토, 레몬 즙, 두유를 준비한다. 여기에 녹황색 채소를 추가해도 맛이 좋다.

2 재료를 씻어서 자른다

사과, 당근, 토마토를 잘 씻는다. 모두 껍질은 벗기지 않고 심과 꼭지만 도려낸다. 주서의 투입구에 들어갈 만한 크기로 자른다. 당근은 세로로 길게 자른다.

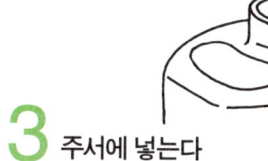
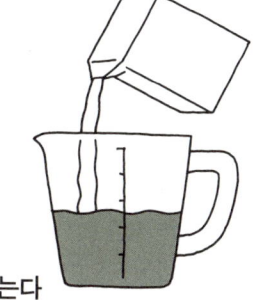

3 주서에 넣는다

당근이나 샐러리는 주서의 투입구에 딱 맞는 길이로 자르지 않아도 된다. 잎이 큰 채소를 넣을 때는 그림과 같이 둥글게 감아 넣는다.

4 두유를 섞는다

주서의 성능이 좋아 찌꺼기가 바싹 마른 상태라면 생략해도 되지만 찌꺼기에 수분이 많이 남아 있으면 면포로 걸러 낸다. 마지막에 레몬즙과 두유를 섞는다.

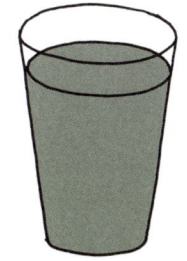
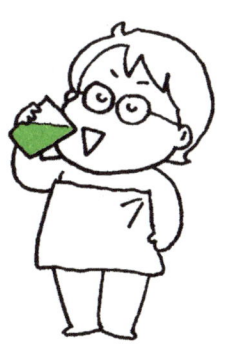

5 완성

예쁜 분홍색 주스가 완성되었다. 여기에 시금치를 넣어도 사과의 새콤달콤한 맛 때문에 맛있게 마실 수 있다. 남은 찌꺼기를 활용하는 방법에 대해서는 4장을 참고하기 바란다.

ACABOSHI'S METHOD

효과가 확실한 미네랄 두유 주스 만들기

기본적인 미네랄 두유 주스 만드는 법 ②

푸드 프로세서와 믹서의 경우

푸드 프로세서나 믹서가 있으면 주서가 없다고 해도 미네랄 두유 주스를 만들어 먹을 수 있다.
실패 없이 만드는 방법을 알아보자.

[사용 도구]

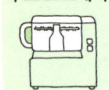
푸드 프로세서 무채 등을 만들 때 사용하는 강판을 부속품으로 사용한다.

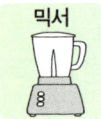
믹서 재료는 작게 잘라 믹서에 넣는 것이 기본. 특히 당근 등의 단단한 재료는 잘게 자른다.

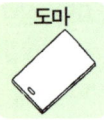
도마 당근이나 사과를 주서에 넣을 만한 크기로 자를 때 사용. 작은 것을 따로 준비한다.

칼, 필러 당근이나 사과 등은 껍질을 벗기지 않은 채 사용하지만 잔류 농약이 염려될 때는 필러로 껍질을 벗겨 낸다.

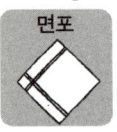
면포 주서로 짜고 남은 찌꺼기에 아직 수분이 남아 있을 때 면포에 싸서 다시 한번 짠다.

고무 주걱 주서에 묻은 찌꺼기를 깨끗이 긁어낼 때 사용하면 편리하다.

[알아 두면 유용한 정보]

토마토나 감귤류는 따로 짠다

토마토나 감귤류의 껍질은 면포의 구멍을 막아 버리기 때문에 짜내기가 어렵다. 좀 번거롭더라도 이들 재료는 믹서나 푸드 프로세서에 다시 넣고 짜내는 편이 낫다. 바나나도 끈적끈적한 점성이 있기 때문에 믹서에 따로 넣어 돌린 다음 짜내지 않고 마지막에 두유와 함께 섞는 것이 좋다.

시금치 등의 녹황색 채소를 손질하는 방법

뿌리는 떼지 않고 깨끗이 씻는다. 믹서의 경우는 크게 싹둑싹둑 잘라 넣고, 푸드 프로세서에는 자르지 않고 잎을 둥글게 감아 넣어야 흩어지지 않아 다루기 쉽다. 양상추·양배추·얼갈이 배추·청경채 등도 마찬가지다.

* 믹서는 수분이 있는 것을 함께 넣거나 물을 약간 부어야 더 잘 갈린다.

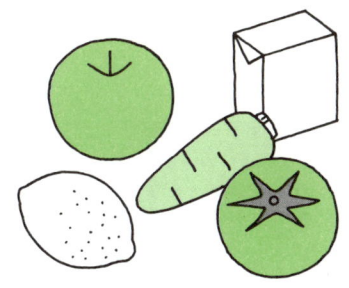

1 재료를 준비한다
슬림 주스를 중심으로 만드는 방법을 소개하고, 특별히 노하우가 필요한 재료에 관해서는 따로 설명하겠다.

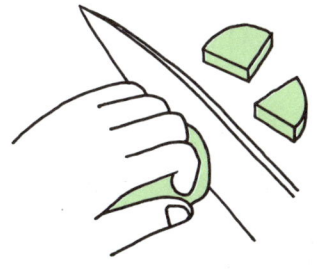

2 재료를 씻어서 자른다
재료를 잘 씻은 다음 사과와 당근, 토마토는 심과 꼭지만 도려내고 껍질은 그대로 둔다. 믹서에 넣을 것은 잘게 자르고 푸드 프로세서에 넣을 것은 투입구에 맞게 세로로 길게 자른다.

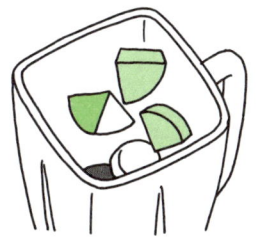

3 기구에 넣는다
믹서는 기본적으로 야채와 과일을 한꺼번에 넣고 간다. 푸드 프로세서는 단단한 것부터 먼저 넣고 수분이 있는 것은 마지막에 넣는 것이 좋다.

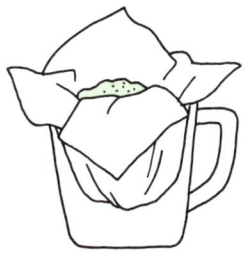

4 찌꺼기를 면포에 얹는다
큰 계량컵(78쪽 참고) 위에 면포를 펼쳐 놓고 찌꺼기를 얹는다. 기구에 묻은 찌꺼기를 긁어낼 때는 고무 주걱을 사용한다.

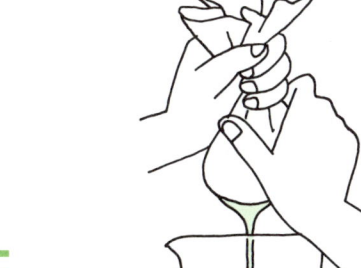

5 면포를 짠다
힘들여 한 번에 짜는 것보다 2~3회에 나눠 짜는 것이 효과적이다. 면포 대신 낡은 손수건을 사용해도 된다(79쪽 참고).

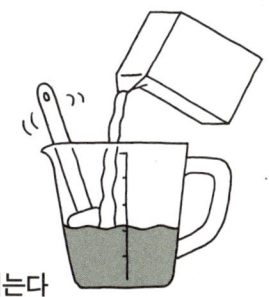

6 두유를 섞는다
마지막에 레몬 즙(사용하는 경우)과 두유를 넣고 머들러(음료를 휘젓는 막대기) 등을 사용하여 잘 섞어서 컵에 담으면 주스 완성.

여러 가지 미네랄 두유 주스

신선한 녹색 주스

잘 섭취하지 못하는 샐러리와
녹황색 채소를 섞어 마신다

재료	분량	
청경채	1단	100g
샐러리	1/2개	80g
키위	1개	85g
사과	1/2개	120g
두유	200cc	

- 총 칼로리 263Kcal ● 칼슘 227mg
- 철 4.0mg ● 비타민A(레티놀) 359㎍
- 비타민B_1 0.23mg ● 비타민B_2 0.16mg
- 비타민C 93mg

샐러리는 부족해지기 쉬운 칼륨이 풍부한 데다 잎까지 먹으면 비타민A까지 섭취할 수 있다. 부종에 효과적이며 식이섬유와 미네랄도 많다. 키위 역시 칼륨이 풍부하며 고혈압과 변비, 피부에 좋은 재료다.

이소플라본 주스

하루에 필요한 이소플라본은
이 주스 1잔으로 충분!

재료	분량	
콩가루	2~3큰술	20g
바나나	1개	100g
두유	200cc	

- 총 칼로리 262Kcal ● 칼슘 95mg
- 철 3.7mg ● 비타민A(레티놀) 9㎍
- 비타민B_1 0.27mg ● 비타민B_2 0.11mg
- 비타민C 16mg

하루에 필요한 이소플라본의 양은 40mg. 콩가루에는 1g당 2.6mg이 함유되어 있으므로 20g으로 하루 필요량을 충당할 수 있는데, 이 주스에는 120mg 이상의 이소플라본이 들어 있다. 호르몬이 감소하고 있는 여성에게 강력하게 추천한다.

여주 주스

비타민이 풍부하고 미백 효과가 높은 데다
씁쌀한 맛이 상쾌하다

재료	분량	
여주	1/2개	100g
자몽	1개	125g
레몬 즙	1개분	30cc
두유	200cc	

- 총 칼로리 204Kcal ● 칼슘 99mg
- 철 2.9mg ● 비타민A(레티놀) 35㎍
- 비타민B_1 0.29mg ● 비타민B_2 0.15mg
- 비타민C 136mg

여주(balsam apple)는 체내의 산화를 방지하는 항산화 효과가 큰 비타민C가 풍부하고 혈액 순환을 원활하게 하는 작용도 한다. 자몽과 레몬도 비타민C가 풍부하여 피부에 탄력을 주고 검버섯과 주근깨를 방지하는 효과가 있다.

겨울 주스

잎이 큰 야채는 칼슘이 풍부.
호르몬이 저하되고 있는 여성에게 강력 추천!

재료	분량	
배추	2장	200g
얼갈이 배추	1/4단	40g
소송채	1/4단	100g
사과	1/2개	120g
레몬 즙	1큰술	15cc
두유	200cc	

- 총 칼로리 233Kcal ● 칼슘 306mg
- 철 5.0mg ● 비타민A(레티놀) 33㎍
- 비타민B_1 10.30mg ● 비타민B_2 0.23mg
- 비타민C 87mg

얼갈이 배추와 소송채는 미네랄(특히 칼슘)이 풍부한 식재다. 갱년기 또는 여성 호르몬이 저하되고 있는 사람에게는 골다공증 예방을 위해 칼슘을 충분히 섭취할 수 있는 이 주스가 최적이다.

식이섬유가 풍부한 야채와 과일로 여름을 즐기자!

열대 과일 주스

재료	분량	
멜론	1/2개	150g
파인애플	1/4개	250g
샐러리	1/2개	80g
두유	200cc	

- 총 칼로리 334Kcal ● 칼슘 132mg
- 철 3.6mg ● 비타민A(레티놀) 26㎍
- 비타민B_1 0.46mg ● 비타민B_2 0.15mg
- 비타민C 100mg

멜론에는 비타민B군에 속하는 수용성 이노시톨(inositol)이 많다. 지방의 대사를 원활하게 하여 지방간과 동맥 경화를 방지하므로 콜레스테롤 수치가 높은 사람에게 좋으며 머리카락과 피부에도 좋다. 파인애플에는 단백질 분해 효소가 많아 두유의 소화, 흡수를 도와준다.

비타민과 미네랄 최고! 스트레스가 많은 사람에게 강력히 추천!

황금 주스

재료	분량	
오렌지	1개	130g
바나나	1/2개	50g
파프리카(빨강)	1개	120g
레몬 즙	1큰술	15cc
두유	200cc	

- 총 칼로리 308Kcal ● 칼슘 107mg
- 철 3.7mg ● 비타민A(레티놀) 252㎍
- 비타민B_1 0.40mg ● 비타민B_2 0.29mg
- 비타민C 280mg

붉은 파프리카와 오렌지에는 비타민C가 풍부하다. 지나친 스트레스로 불안감이나 초조감을 느낄 때는 비타민C를 보충해 주는 것이 좋다. 바나나에는 칼륨과 마그네슘이 많아 고혈압 예방과 정신 안정에 효과적이다. 여성 호르몬의 분비와 관련이 있는 비타민B_6도 풍부한, 여성을 위한 재료라 할 수 있다.

친환경 주스

음식물 쓰레기의 양을 늘리는 수박이나 자몽 껍질의 흰 부분을 버리지 말고 활용하여 맛있는 건강 주스를 만들어 보자.

여름철 부종 방지. 칼로리가 낮다.

여름 주스

재료	분량	
수박 껍질(흰 부분)	1/4개	400g
레몬 즙	1큰술	15cc
벌꿀	1큰술	20g

- 총 칼로리 66Kcal ● 칼슘 1mg
- 철 0.2mg ● 비타민A(레티놀) 0㎍
- 비타민B_1 0.01mg ● 비타민B_2 0.01mg
- 비타민C 8mg

수박에는 이뇨 작용을 하는 칼륨 외에 시트룰린(citrulline)이라는 부종 방지 성분도 함유되어 있다. 여기에 레몬과 벌꿀까지 첨가하여 여름철의 나른함과 부종을 예방하는 여름용 주스다. 수박 껍질 때문에 늘 어나는 여름철 음식물 쓰레기의 양도 대폭 줄일 수 있다.

상쾌하고 달콤한 맛! 변비 해소에 효과!

클렌징 주스

재료	분량	
자몽 껍질(흰 부분)	1개	30g
사과	1개	240g
벌꿀	1큰술	20g

- 총 칼로리 127Kcal ● 칼슘 4mg
- 철 0.2mg ● 비타민A(레티놀) 4㎍
- 비타민B_1 0.03mg ● 비타민B_2 0.01mg
- 비타민C 5mg

자몽 껍질의 흰 부분은 변통을 원활하게 하여 변비 해소에 효과가 있고, 여기에 곁들인 사과는 체내의 산화를 방지하는 항산화 작용을 한다. 저칼로리 클렌징 주스로 장 속을 깨끗이 청소해 보자.

Q&A

미네랄 두유 주스

■ 대답
마키노 나오코
아카보시 다미코

Q 어떤 야채든 상관없나요?

미네랄 두유 주스의 재료로 적합하지 않은 야채는 양파나 대파 등의 파류와 무, 끈끈한 오크라, 참마, 쓴맛이 나는 죽순과 피망, 연근, 가지, 부추 등입니다. 제 경험상 주스로 만들기 좋은 야채는 토마토·당근·시금치·소송채·청경채 등의 녹황색 채소와 배추·양배추·양상추 등이고요. 야채뿐만 아니라 과일을 한 종류라도 첨가하면 맛이 더 좋아져서 마시기가 쉽습니다.

Q 데친 야채는 안 되나요?

데친 시금치나 소송채 등에 들어 있는 비타민C는 가열에 의해 대부분 손실되지만 미네랄은 보존됩니다. 식품에 함유되어 있는 효소(소화, 흡수 작용을 돕는다)는 가열에 의해 작용이 약화되므로 주스의 재료로는 가능하면 생야채를 사용하는 것이 좋습니다. 주스를 만들 때 데쳐야만 재료로 쓸 수 있는 호박과 콩류는 가열로 인해 비타민C와 효소가 감소된다는 사실을 염두에 두시기 바랍니다.

Q 두유 대신 우유를 사용해도 되나요?

우유는 칼슘 섭취에는 효과적이지만 동물성 유지방이 풍부하기 때문에 다이어트 중에는 피하는 것이 좋습니다. 두유에는 콜레스테롤이 없지만 우유에는 100㏄ 중 12mg의 콜레스테롤이 함유되어 있습니다. 또한 두유에는 여성의 건강과 미용에 빼놓을 수 없는 이소플라본(64쪽 참고)과 식물성 단백질, 비타민E, 철, 콜레스테롤을 막아 주는 레티놀이 많이 함유되어 있으므로 두유를 쓰는 것이 좋습니다.

Q 시중에서 살 수 있는 캔 주스나 냉동 식품을 재료로 사용하면 안 되나요?

제품에 따라 다르지만 생야채나 과일에 비하면 비타민과 식이섬유의 함유량이 적습니다. 또한 위생상 열처리를 하는 경우가 많으므로 효소도 손실됩니다. 캔에 든 주스나 과일, 냉동 식품은 비타민과 효소가 다소 손실되어 있다는 사실을 숙지하고, 주스를 직접 만들 수 없는 여행지나 사무실 등에서는 시판 제품으로 대용하는 등의 융통성을 발휘하는 것이 좋을 듯합니다. 그리고 두유와 같이 마시면 비타민과 미네랄을 어느 정도 보충할 수 있습니다.

Q 두유는 조제하지 않은 것이어야 하나요?

두유에는 성분을 조제하지 않은 대두 100%로 된 두유와 성분을 조정한 조제 두유가 있습니다. 조제 두유는 단맛이 나는 것이 특징입니다. 식품 성분표를 보면 조제 두유는 조제하지 않은 두유에 비해 에너지·지질·당질의 함량이 약간 높으므로 다이어트를 하는 경우에는 조제하지 않은 것을 선택하는 편이 좋겠습니다. 그러나 저는 개의치 않고 두 가지를 다 마시고 있습니다. 단맛이 나는 조제 두유로 주스를 만들면 맛이 더 좋아지므로 두유를 잘 마시지 못하는 사람도 거부감 없이 섭취할 수 있습니다.

Q 얼음을 넣어 마셔도 되나요?

저는 주로 얼음을 넣지 않고 마십니다. 야채도, 두유도 냉장고에서 꺼내 바로 사용하기 때문에 완성된 미네랄 두유 주스에는 얼음을 넣지 않아도 아주 차가운 편이죠. 얼음은 몸을 차갑게 하므로 가능하면 삼가는 편이 좋겠습니다.

Q 전날 미리 만들어 둬도 되나요?

별로 좋은 방법이 아닙니다. 저도 주스만 미리 만들어 두면 편리하겠다는 생각에 그렇게 해 봤지만 맛이 떨어지더군요. 냉동실에 넣어도 마찬가지입니다. 게다가 비타민은 공기와 접촉하면 급속히 산화되므로 맛과 영양을 고려할 때 즉석에서 만들어 마시는 것이 가장 좋습니다.

Q 섬유질은 왜 첨가하지 않나요?

주서로 섬유질을 제거한 주스가 아니면(믹서 등은 면포로 거른다) 350~400cc의 양을 한꺼번에 마시기가 어렵습니다. 믹서로 갈아 섬유질이 들어간 주스를 마시면 포만감을 너무 빨리 느끼게 되어 미네랄과 비타민 등을 충분히 섭취할 수 없습니다. 그러나 섬유질이 없는 주스는 위에 부담을 주지 않기 때문에 체내 효소가 소화보다 대사 활동에 관여하여 다이어트에 효과적이라고 할 수 있습니다.

Q 아까운 야채 찌꺼기를 활용할 수 있는 방법은?

저도 처음엔 아무 생각 없이 버리다가 어느 순간 자원 낭비라는 생각이 들어 야채 찌꺼기를 활용한 요리 메뉴를 고안했습니다. 요리 메뉴는 99쪽의 4장을 참고하시기 바랍니다.

Q 재료를 갈 때 비타민이 파괴되지 않나요?

당근이나 오이는 믹서나 주서로 가는 과정에서 세포가 손상되면 비타민C를 파괴하는 아스코르비나제(ascorbinase)라는 효소가 작용하기 시작합니다. 따라서 이러한 재료로 주스를 만들 때는 레몬 즙 등의 산(또는 식초)을 약간 첨가하는 것이 좋습니다. 그러면 효소의 작용이 억제되어 비타민C를 파괴하지 않고 주스를 마실 수 있습니다.

Q 점심과 저녁 식사는 어떻게 하나요?

아침에 미네랄 두유 주스를 마시면 점심때도 별로 배가 고프지 않아 식사량을 줄일 수 있습니다. 집에서 작업을 하는 저 같은 경우에는 가벼운 국수나 우동 등으로 점심 식사를 합니다. 저녁때는 4장에 소개되어 있는 야채 찌꺼기로 만든 요리를 먹습니다. 물론 불고기나 라면을 먹을 때도 있지만 미네랄과 비타민을 충분히 섭취해서 그런지 포만감을 빨리 느껴 식사량이 상당히 줄었습니다.

Q 남자에게도 효과가 있나요?

물론입니다. 제 남자 친구 한 명도 일주일 만에 2kg이나 감량했는데, 그 경험담은 5장에 소개되어 있습니다. 그에게 소감을 물으니 배가 빨리 불러 와서 식사량이 줄고 든든한 느낌이 오래 가서 간식도 먹지 않게 되었다는 겁니다. 역시 미네랄과 비타민이 포만 중추를 자극하기 때문이겠죠. 특히 남성들은 외식이 잦아 미네랄과 비타민이 부족해지기 쉽기 때문에 집에서 건강을 챙겨 줘야 합니다. 부부가 함께 다이어트에 도전해 보고 싶은 분들에게 미네랄 두유 다이어트를 적극 추천합니다!

Mineral & Vitamin
미네랄 & 비타민이 풍부한 재료들

미네랄 두유 주스를 만드는 데 적합한 야채의 손질 방법과 몸에 좋은 성분을 소개한다.

녹황색 야채

토마토
(리코핀 / 비타민C / 카로틴)

손질 방법 ● 꼭지를 떼고 주서에 넣기 좋은 크기로 자른다. 껍질과 씨는 그대로 둔다. 면포로 짤 경우 구멍에 섬유질이 걸려 잘 짜지지 않을 수도 있다. 그럴 때는 토마토만 따로 짜내면 된다.
유효 성분 ● 비타민C, 카로틴 등 노화 방지 항산화 작용을 하는 영양소가 풍부하다. 붉은 색소에 들어 있는 리코핀은 활성 산소의 독성을 중화하는 작용을 한다. 일반 토마토에 비해 방울 토마토가 리코핀·카로틴·비타민C 함량이 모두 풍부하다.

당근
(카로틴 / 칼륨(K))

손질 방법 ● 꼭지만 떼고 껍질은 벗기지 않는다. 주서의 투입구에 들어갈 만한 크기로 세로로 길게 자른다. 믹서의 경우, 수분이 없으면 잘 작동하지 않으므로 토마토나 오렌지 등 수분이 많은 재료와 함께 가는 것이 좋다.
유효 성분 ● 체내에서 비타민A로 변하는 카로틴이 매우 많으며 피부·눈·입·소화 기관 등의 표면을 매끄럽게 하는 작용을 한다. 결핍되면 물질대사가 원활하지 않아져 피부가 거칠어지고 기미 등이 생긴다. 칼륨 등의 미네랄 성분도 풍부하다.

시금치
(카로틴 / 비타민C / 엽산)

손질 방법 ● 뿌리는 떼지 않고 잘 씻는다. 칼로 자르지 말고 한 포기씩 잎을 감아 투입구에 넣는다.
유효 성분 ● 체내의 산화를 방지하는 항산화 작용을 하는 카로틴은 면역력을 강화하여 감염을 예방하는 효과가 있다. 비타민C가 풍부하여 피부에 좋고, 철과 동의 흡수를 돕는 작용을 한다. 조혈 비타민이라 불리는 엽산이 많아 빈혈 예방에도 효과적이다. 그밖에 칼륨과 철도 많이 함유되어 있다.

소송채
(칼슘(Ca) / 칼륨 / 카로틴)

손질 방법 ● 시금치와 마찬가지로 흙을 잘 씻어 내고 뿌리는 떼지 않는다. 잎을 둥글게 감아 투입구에 넣는다.
유효 성분 ● 칼슘 함유량은 야채 가운데 최고 수준. 칼슘은 갱년기의 골다공증과 불안 증세 완화, 부정맥과 고혈압 예방에 필수적인 성분이다. 칼륨과 철, 비타민C도 풍부하다. 칼륨은 체내의 염분 배출을 촉진하여 고혈압과 생활습관병을 예방하는 효과가 있다. 여성에게 부족해지기 쉬운 철은 갱년기 장애와 빈혈 예방에 효과적이다.

*카로틴은 체내에서 비타민A로 변하는 영양소다.

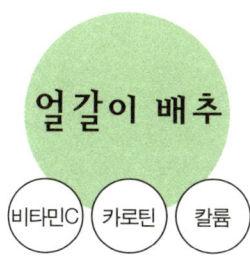

손질 방법 ● 잎이 큰 다른 야채와 마찬가지로 잘 씻고, 뿌리는 떼지 않는다. 한 포기씩 잎을 둥글게 감아 투입구에 넣는다.
유효 성분 ● 비타민이 풍부한 야채 가운데 하나다. 카로틴은 세균이나 바이러스에 대한 면역력을 높이고 발암 물질의 독성을 완화하는 작용을 한다. 칼륨에는 체내의 나트륨을 배출하는 기능이 있어 고혈압을 예방한다. 빈혈을 예방하는 엽산 외에 철·칼슘·마그네슘 등의 미네랄도 함유되어 있다.

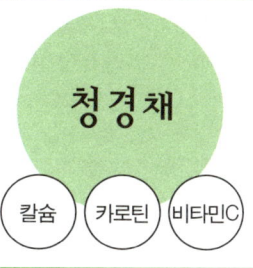

손질 방법 ● 잘 씻은 다음 잎 부분을 둥글게 감아 포기째 투입구에 넣는다. 큰 포기는 흰 줄기 부분을 반으로 잘라 넣는다.
유효 성분 ● 카로틴과 비타민C의 함유량이 많은 것이 청경채의 특징. 카로틴과 비타민C는 세포의 손상과 노화를 초래하는 활성 산소의 독성을 중화하는 항산화 작용을 하여 특히 피부에 좋다. 그밖에 엽산과 칼슘 등의 비타민과 미네랄도 풍부하다.

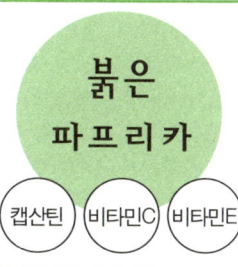

손질 방법 ● 반으로 잘라 씨를 빼낸 다음 주서의 투입구에 맞는 크기로 잘라 넣는다.
유효 성분 ● 파프리카의 붉은 색소인 캡산틴(capsanthin)은 카로틴 이상의 강력한 항산화 작용을 하며, 여분의 콜레스테롤이 배설되도록 촉진한다. 갱년기에 접어들어 콜레스테롤 수치가 염려되는 사람에게 강력하게 추천한다. 붉은 파프리카에는 녹색 피망보다 비타민C가 2.5배 많다. 50g만으로 1일 성인 필요량의 약 85%를 섭취할 수 있다.

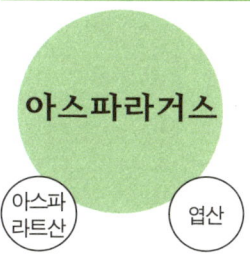

손질 방법 ● 잘 씻은 다음 단단한 뿌리 부분은 잘라 내고 투입구에 넣는다.
유효 성분 ● 아스파라거스에서 발견된 아스파라긴이라는 성분은 체내에 들어가면 아스파르트산이라는 아미노산으로 변화하여 물질대사를 활발하게 하고, 단백질의 합성을 도와 스태미나와 저항력을 강화하고 피로 회복에 도움이 되며 피부에도 좋다. 또한 면역력을 강화하고 손상된 세포를 회복시키는 작용도 한다. 빈혈을 예방하는 엽산도 풍부하다.

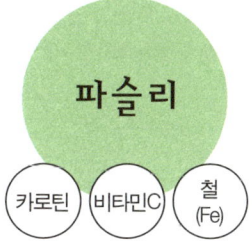

손질 방법 ● 잘 씻은 다음 둥글게 감아 줄기째 투입구에 넣는다. 파슬리를 첨가할 때는 레몬 즙을 넣어야 마시기 편하다.
유효 성분 ● 카로틴 함유량이 차조기와 당근 다음으로 많은 야채. 카로틴은 항산화 작용과 콜레스테롤의 배출, 동맥 경화를 방지하는 작용을 한다. 비타민C 함유량도 다른 야채에 비해 월등히 높은 편이고 철분은 시금치의 약 4배다. 여성에게 많은 빈혈 예방에 효과적이고 피부에도 좋다.

Mineral & Vitamin

미네랄 & 비타민이 풍부한 재료들

담색 야채

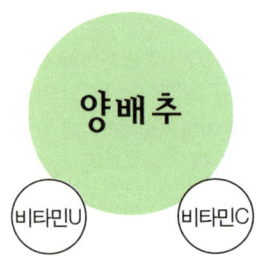

손질 방법 ● 잎을 떼어내 1장씩 둥글게 감아 주서의 투입구에 넣는다. 심도 버리지 말고 함께 넣는다. 주스로 만들면 독특한 냄새가 나 비위가 상할 수도 있다.
유효 성분 ● 양배추에 특히 많이 함유되어 있는 비타민U는 위 점막의 물질대사를 촉진하여 위장 점막에 생긴 상처를 치유하는 효과가 있다. 따라서 위궤양이나 간 기능 장애를 개선한다. 피부에 좋은 비타민C는 항산화 작용과 함께 멜라닌 색소를 억제하는 작용을 한다.

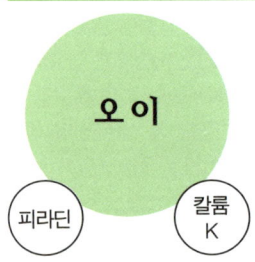

손질 방법 ● 오이에는 비타민C를 파괴하는 아스코르비나제라는 효소가 함유되어 있으므로 다른 야채나 과일과 함께 섭취할 때는 레몬 즙을 약간 첨가하여 비타민C의 산화를 방지하는 것이 좋다. 약간 풋내가 날 수도 있다.
유효 성분 ● 오이에서 풋내가 나는 이유는 피라딘 때문. 피라딘은 피가 굳는 것을 방지하여 심근경색과 뇌경색 예방에 효과적이다. 칼륨은 이뇨 작용을 하며 부종과 몸의 열기를 가라앉히는 데 효과가 있다.

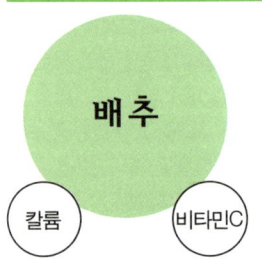

손질 방법 ● 잎을 1장씩 둥글게 감아 주서의 투입구에 넣는다. 주스로 만들면 비위가 상한다는 사람도 있지만 감귤류나 사과 등 단맛이 나는 과일을 첨가하면 특유의 냄새가 사라져 쉽게 마실 수 있다.
유효 성분 ● 암을 예방하는 유황 화합물의 일종인 이소티오시아네이트(isothiocyanate)가 함유되어 있다. 칼륨은 100g당 220mg으로 양배추를 능가하며, 이뇨 작용이 있고, 고혈압 예방에 효과적이다.

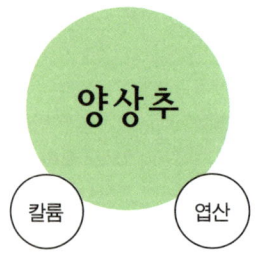

손질 방법 ● 2~3씩 잎을 둥글게 감아 투입구에 넣는다. 잎을 칼로 자르면 잘린 면이 산화, 갈변되고 맛도 떨어지므로 손으로 뜯어서 넣는 것이 좋다.
유효 성분 ● 약 95%가 수분. 색이 진한 양상추에는 카로틴이 많이 함유되어 있다. 보통 데치지 않고 먹으므로 칼륨과 엽산을 효율적으로 섭취할 수 있다.

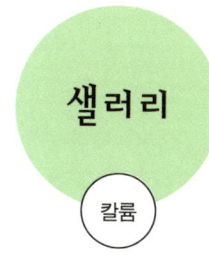

샐러리 (칼륨)

손질 방법 ● 잘 씻은 다음 1포기씩 주서의 투입구에 넣는다. 줄기보다 잎에 영양소가 많으므로 잎도 버리지 말고 이용하자.

유효 성분 ● 영양 성분으로는 칼륨이 풍부하고 잎에는 카로틴이 많다. 함류(含硫) 아미노산의 일종인 메티오닌(methionine)이 함유되어 있는데, 이것을 지속적으로 섭취하면 간장 기능이 증진된다.

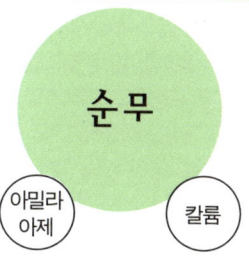

순무 (아밀라아제, 칼륨)

손질 방법 ● 잘 씻어서 껍질을 벗기지 않고 투입구에 맞게 자른다. 쓴맛이 적어 그냥 먹을 수 있다. 녹황색 잎이 흰 부분보다 영양적으로 뛰어나므로 버리지 않고 이용한다.

유효 성분 ● 흰 부분에는 전분의 소화를 돕는 아밀라아제(amylase) 등의 효소가 많이 함유되어 있으며, 위염이나 명치 통증 등에 효과가 있다. 위를 자극하지 않으므로 위의 상태가 좋지 않을 때도 섭취할 수 있다. 잎에는 영양소가 매우 풍부한데, 칼슘은 시금치의 5배, 카로틴은 브로콜리의 3배 이상이다.

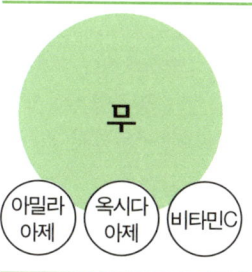

무 (아밀라아제, 옥시다아제, 비타민C)

손질 방법 ● 잘 씻어서 껍질은 벗기지 않고 주서에 넣는다. 무에 많이 함유되어 있는 비타민C는 주스로 만들고 나서 20분 뒤에는 80%로 감소하므로 오래 두지 말고 바로 마시는 것이 좋다. 무 특유의 매운맛이 나므로 과일을 좀 많이 넣어 맛을 조절하면 마시기가 쉽다.

유효 성분 ● 소화 효소인 아밀라아제는 전분을 분해하여 소화를 촉진한다. 옥시다아제(oxidase)라는 효소도 해독 작용이 탁월하다.

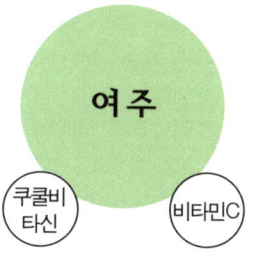

여주 (쿠쿠비타신, 비타민C)

손질 방법 ● 세로로 반을 가른 다음 속을 빼 내고 주서에 넣는다. 독특한 쓴맛이 나지만 감귤류나 사과 등과 함께 주스로 만들면 매우 맛이 좋아진다.

유효 성분 ● 쓴맛 성분인 쿠쿠비타신은 플라보노이드 성분 가운데 하나로, 활성 산소를 억제하는 항산화 물질이다. 혈액의 흐름을 원활하게 하고 스트레스 해소에도 효과적이다. 비타민C는 양배추의 약 2배. 피로한 사람이나 여름을 많이 타는 사람에게 좋고 혈당치를 낮추는 작용도 있다.

미네랄 두유 주스를 장기적으로 마시려면 무엇보다 맛이 좋아야 하므로 과일은 빼놓을 수 없는 재료다. 물론 과일에는 미네랄과 비타민 같은 영양소도 풍부하다.

Mineral & Vitamin

미네랄 & 비타민이 풍부한 재료들

과일

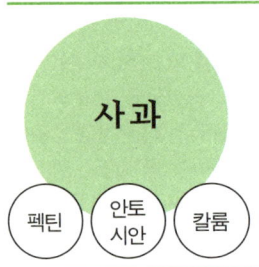

사과 (펙틴, 안토시안, 칼륨)

손질 방법 ● 잘 씻은 다음 껍질은 벗기지 않고 심을 제거한 뒤 주서의 투입구에 맞는 크기로 자른다. 사과는 다른 어떤 재료와도 잘 어울리며 주스의 맛을 향상시키는 유용한 과일이다.

유효 성분 ● 펙틴(pectin)은 알맹이보다 껍질에 많이 함유되어 있다. 변비일 때 수분이 없어진 변을 부드럽게 만들어 배변을 촉진하고, 콜레스테롤의 상승을 억제하는 작용도 한다. 플라보노이드의 일종인 안토시아닌은 항산화 작용을 한다.

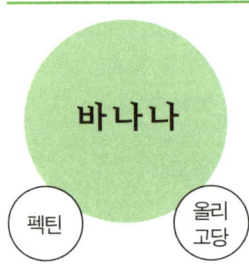

바나나 (펙틴, 올리고당)

손질 방법 ● 바나나는 잘 산화되므로 절반만 사용할 때는 껍질째 반으로 잘라 한쪽만 껍질을 벗겨 주서에 넣는다. 포만감을 빨리 느끼고 싶을 때 바나나를 이용하는 것이 좋다.

유효 성분 ● 펙틴은 변을 부드럽게 만드는 효과가 있고, 올리고당(oligosaccharide 糖) 역시 정장 작용을 해 변통을 원활하게 한다. 또한 감자와 비슷한 양의 칼륨을 함유하고 있어서 고혈압 예방에도 효과적이다.

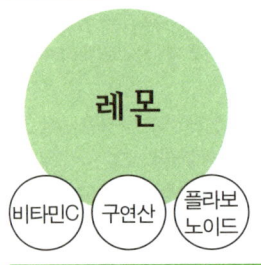

레몬 (비타민C, 구연산, 플라보노이드)

손질 방법 ● 유효 성분의 대부분은 껍질에 들어 있으므로 가능하면 껍질째 사용한다. 잔류 농약은 물로 씻으면 없앨 수 있다. 왁스를 벗겨 내고 싶을 때는 소금으로 표면을 닦아 내고 끓는 물에 약 1분간 담갔다가 냉수로 씻어 식힌다.

유효 성분 ● 감귤류 과일 가운데 비타민C가 가장 많이 함유되어 있다. 신맛이 나는 구연산은 에너지 대사를 촉진하고 피로 물질을 억제하므로 피로 회복에 좋다. 황색 색소인 플라보노이드(flavonoid)는 동맥 경화를 예방한다.

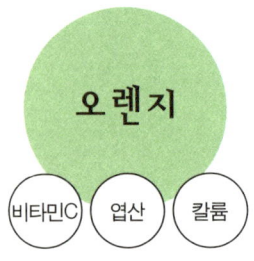

오렌지 (비타민C, 엽산, 칼륨)

손질 방법 ● 껍질을 벗기고 통째로 주서에 넣는다. 영양 성분이 풍부한 속껍질이 벗겨지지 않도록 주의한다.

유효 성분 ● 비타민C와 엽산, 칼륨의 함유량이 귤보다 많은 것이 특징이다. 1/2개로 비타민C의 1일 필요량을 섭취할 수 있다. 감기 예방, 피로 회복, 변비 해소에 효과적이다. 속껍질에는 펙틴이, 흰 심에는 항산화 작용이 뛰어난 플라보노이드가 함유되어 있다.

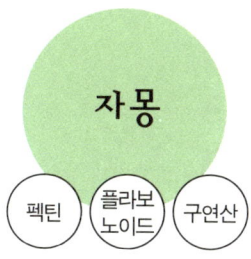

손질 방법 ● 껍질을 벗기고 통째로 주서에 넣는다. 두꺼운 속껍질 부분에 영양 성분이 많이 함유되어 있으므로 가능하면 그대로 사용하고, 바깥쪽의 노란 껍질만 칼로 벗겨 낸다.
유효 성분 ● 자몽의 펙틴은 혈중 콜레스테롤을 낮추는 작용이 뛰어나다. 플라보노이드는 비타민C의 흡수를 촉진하고, 구연산은 피로 회복에 효과적이다. 비타민C도 풍부하여 하루 1개로 필요량의 80%를 섭취할 수 있다.

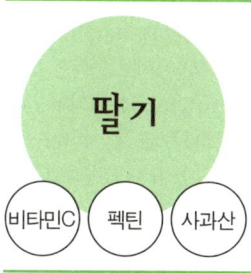

손질 방법 ● 잘 씻은 다음 꼭지를 뗀다. 씻기 전에 꼭지를 떼면 비타민C의 손실이 커진다. 두유와 궁합이 잘 맞고 토마토나 사과, 녹황색 채소와 섞어도 맛이 좋다.
유효 성분 ● 비타민C는 레몬과 비슷한 수준이며 10알로 하루 필요량을 섭취할 수 있다. 비타민C는 피부의 콜라겐(collagen) 생성에 관여하며 물질대사를 강화한다. 또한 펙틴과 사과산(沙果酸)은 대장의 연동 운동을 활발하게 하므로 변비 개선에 효과적이다.

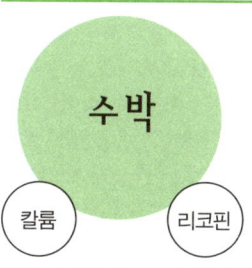

손질 방법 ● 붉은 과육뿐만 아니라 흰 껍질 부분에도 영양 성분이 함유되어 있다. 바깥쪽의 딱딱한 껍질만 칼로 벗겨 내고 알맞은 크기로 잘라 주서에 넣는다.
유효 성분 ● 칼륨이 많이 함유되어 있어 체내에 남아 있는 여분의 나트륨이 배설되도록 촉진한다. 소변을 만드는 아미노산이 함유되어 있기 때문에 이뇨 작용이 뛰어나 부종과 고혈압에도 효과가 있다. 리코핀은 강력한 항산화 작용을 한다.

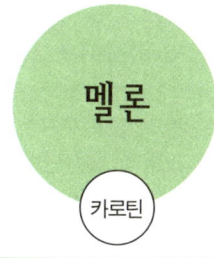

손질 방법 ● 껍질을 벗기고 씨를 빼낸 다음 주서에 넣는다.
유효 성분 ● 당질 중에서도 흡수되기 쉬운 포도당과 과당이 많아 에너지 보급원이 되므로 문병 선물로 애용되고 있다. 식이섬유도 적지 않아 위에 부담을 주지 않고 소화도 잘된다. 그러나 다이어트 중에는 삼가는 편이 좋다. 과일 중에서도 카로틴 함유량이 상당히 높은 편이므로 더위가 심한 날 주스에 넣어 마시면 영양 보충에 도움이 된다.

Mineral & Vitamin

미네랄 & 비타민이 풍부한 재료들

과일

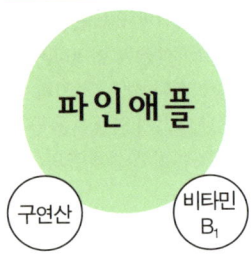

손질 방법 ● 껍질을 벗기고 주서의 투입구에 들어갈 만한 크기로 자른다. 간편한 시판 통조림을 사용해도 되지만 손질한 후 시간이 경과하면 비타민과 효소의 효과가 다소 떨어진다는 것이 단점이다.
유효 성분 ● 다른 과일에 비해 당질을 에너지로 변환하는 비타민B_1이 많이 함유되어 있다. 피로 물질인 젖산을 억제하는 구연산도 함유되어 있어 피로 회복 효과가 높다. 식이섬유도 풍부한 편이라 변비 해소에 효과적이다.

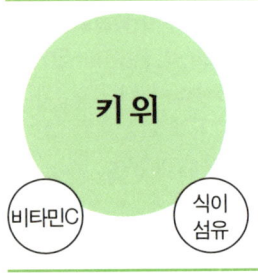

손질 방법 ● 껍질을 벗기고 투입구의 크기에 맞게 세로로 자른다. 덜 익어 딱딱한 경우에는 바나나나 사과와 함께 봉지에 담아 저장해 두면 빨리 숙성한다. 푸드 프로세서나 믹서에 넣으면 잘 갈리지 않으므로 짜내지 말고 그냥 마시도록 한다.
유효 성분 ● 비타민C 함유량이 많아 하루 1개로 필요량의 70%를 섭취할 수 있다. 과일 중에서는 식이섬유의 양도 매우 풍부하여 변비 개선 효과가 있고, 정장 작용을 한다. 구연산과 사과산은 피로 회복에 도움이 된다.

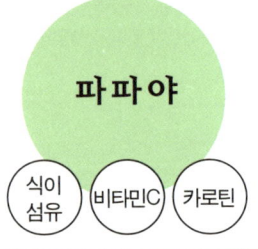

손질 방법 ● 세로로 반으로 가른 다음 씨를 빼내고 껍질을 벗긴다. 냉장고에 넣으면 부패하기 쉬우므로 실온에 둔다.
유효 성분 ● 비타민C의 함유량이 자몽보다 높아 중간 크기 1개로 하루 필요량을 섭취할 수 있다. 또한 파파야에 풍부한 카로틴과 비타민C를 함께 섭취하면 자외선에 대한 저항력이 강해져 피부 미백에 효과가 있다. 변비를 예방하는 펙틴, 당질 대사에 빼놓을 수 없는 비타민B군도 많이 함유되어 있다.

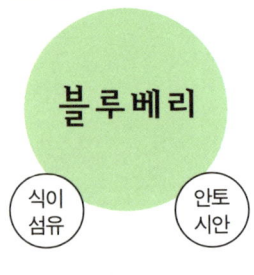

손질 방법 ● 날것이 최고. 그대로 주서에 넣는다.
유효 성분 ● 블루베리의 보랏빛 색소 즉, 폴리페놀의 일종인 안토시안은 눈의 피로와 시력 저하에 효과가 있다. 또한 안토시아노사이드라는 물질은 혈관 벽에 콜레스테롤이 부착하지 못하게 하여 동맥 경화를 예방해 준다. 껍질째 먹기 때문에 식이섬유도 다량 섭취할 수 있다.

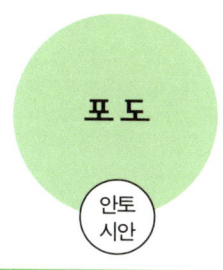

손질 방법 ● 껍질과 씨에 영양 성분이 많이 함유되어 있으므로 잘 씻은 다음 껍질째 주서에 넣는다.
유효 성분 ● 포도당과 과당이 많아 에너지 보급원이 되므로 피로 회복에 효과적이다. 씨와 껍질에는 활성 산소와 혈전을 막아 주는 폴리페놀의 일종인 안토시안이 함유되어 있어 뇌졸중이나 심장병 예방에 효과가 있다. 적포도주를 마셔도 같은 효과를 기대할 수 있다. 또한 포도 씨는 혈중 콜레스테롤을 낮추는 작용을 한다.

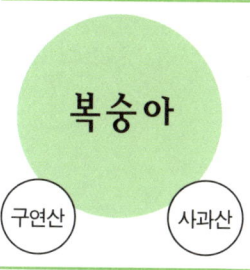

손질 방법 ● 껍질을 벗기고 반으로 자른 다음 씨를 빼내고 주서에 넣는다. 통조림은 편리하긴 하지만 칼로리가 높은 데다 효소의 작용도 기대할 수 없다.
유효 성분 ● 사과산과 구연산이 풍부하여 피로 회복에 효과적이고, 식이섬유도 함유되어 있어서 변통을 원활하게 하는 작용을 한다. 비타민과 미네랄은 그리 많지 않다.

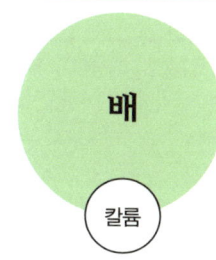

손질 방법 ● 껍질째 사용해도 되지만 아무래도 신경 쓰인다면 껍질을 벗기고 씨를 빼낸 다음 주서에 넣는다.
유효 성분 ● 칼륨 함유량이 많아 이뇨 작용과 체내의 물질대사를 촉진하는 작용을 한다. 또한 단백질을 분해하는 효소가 있어서 육류의 소화를 도와준다. 까칠까칠한 과육 부분에는 변비 개선에 효과적인 세포가 함유되어 있다.

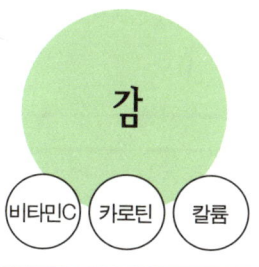

손질 방법 ● 껍질을 벗기고 씨를 빼낸 다음 주서에 넣는다.
유효 성분 ● 1개당 비타민C 함유량이 귤의 3~4개 분량이다. 카로틴도 많아 비타민C와의 상승 작용으로 바이러스와 세균에 대한 저항력을 높여 주고 피부에도 좋다. 칼륨은 이뇨 작용을 하는 데다 알코올을 분해하는 효소도 함유되어 있기 때문에 숙취에 효과적이다.

야채를 시들지 않게 보관하는 방법

지은이의 다이어트 생각

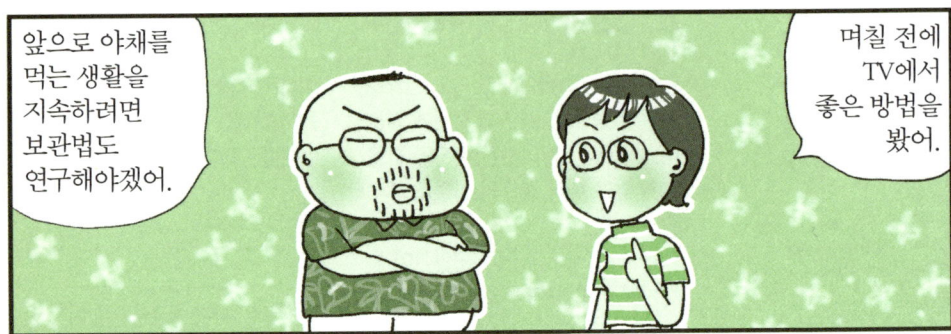

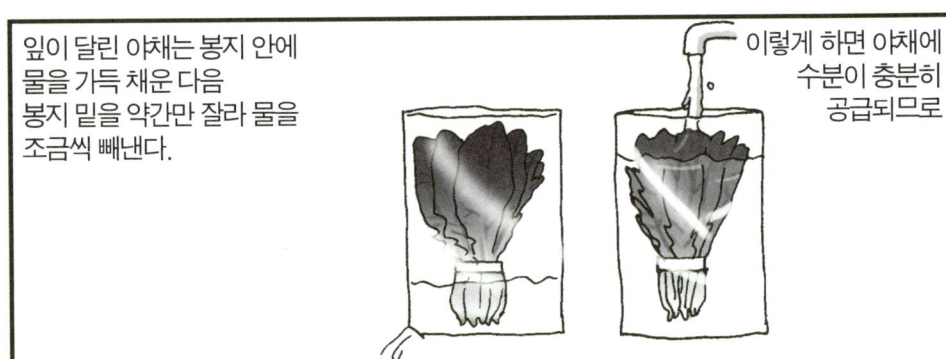

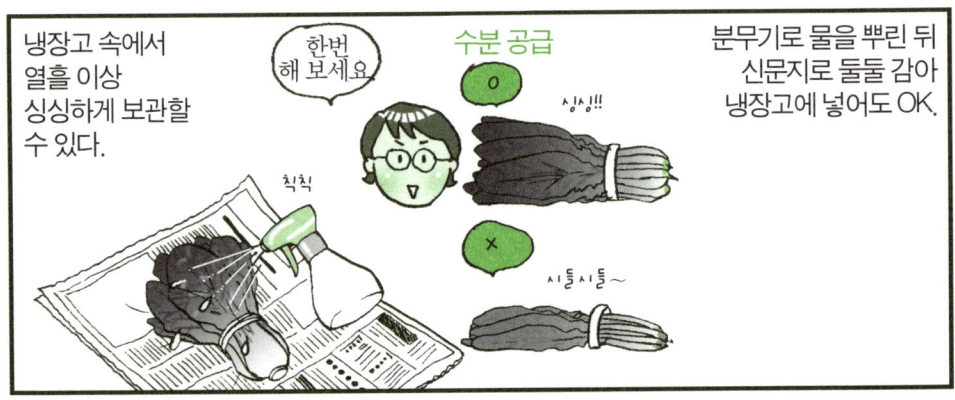

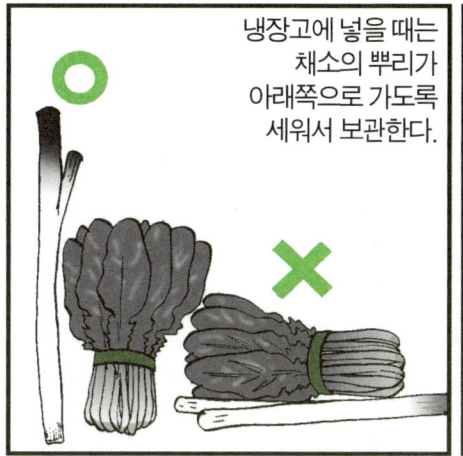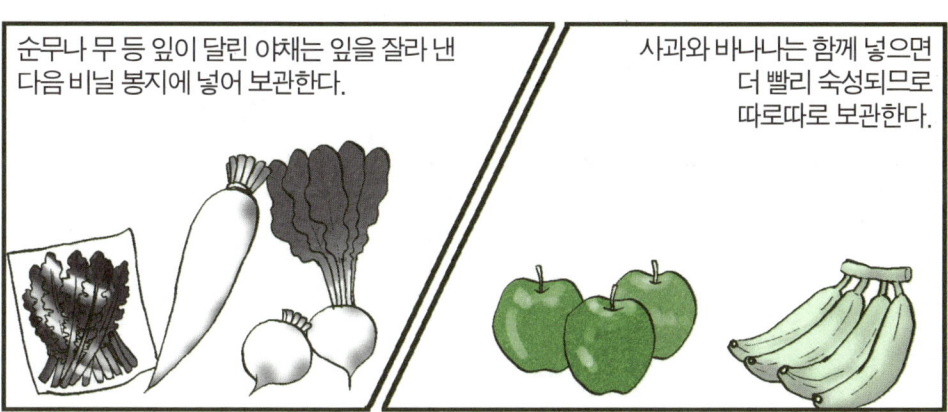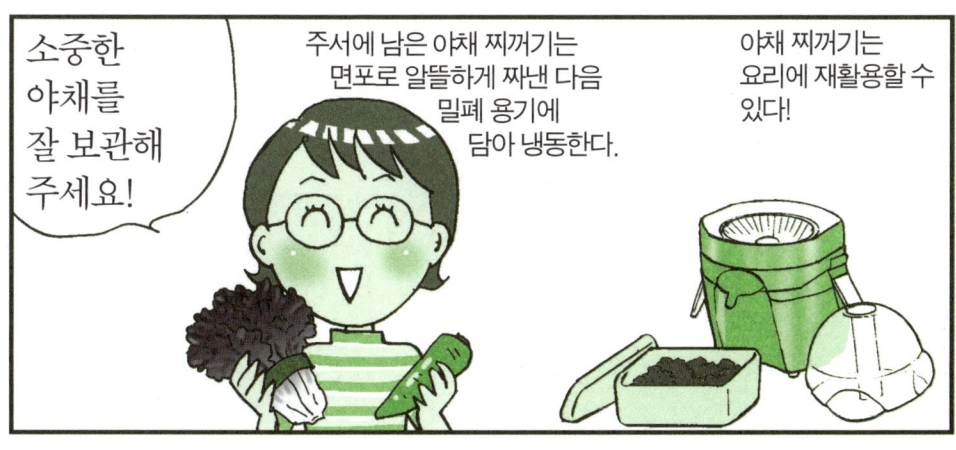

지은이의
다이어트 생각
7

——아카보시식
간식 아이디어

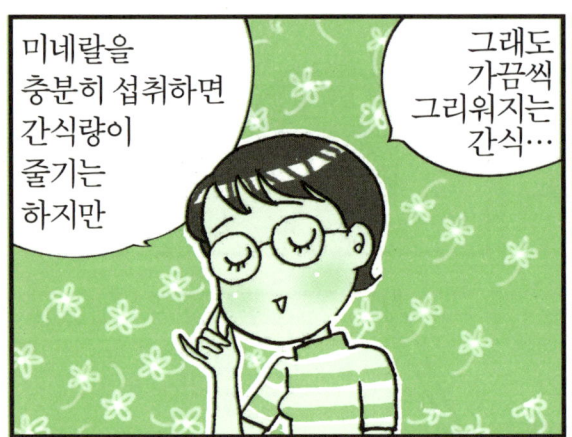

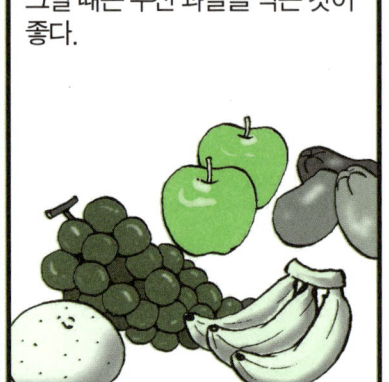

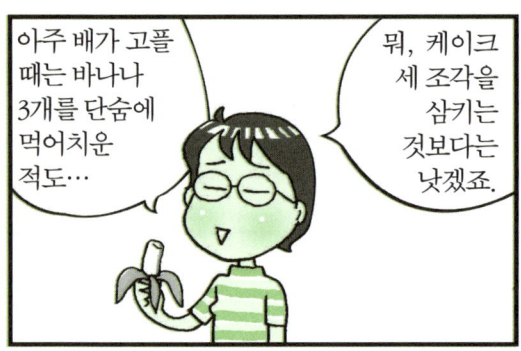

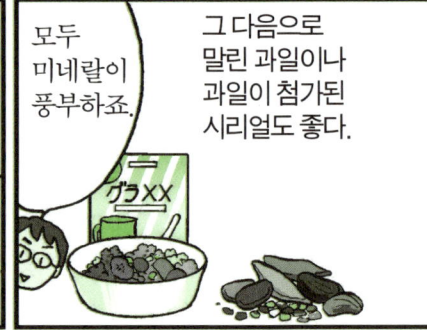

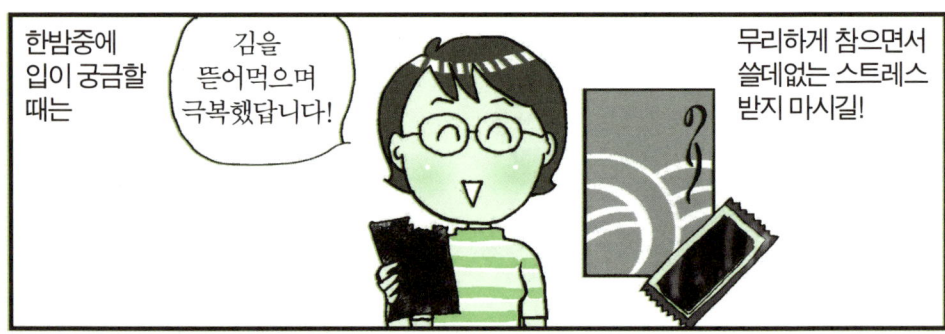

제 **4** 장

야채 찌꺼기를 이용한 친환경 요리

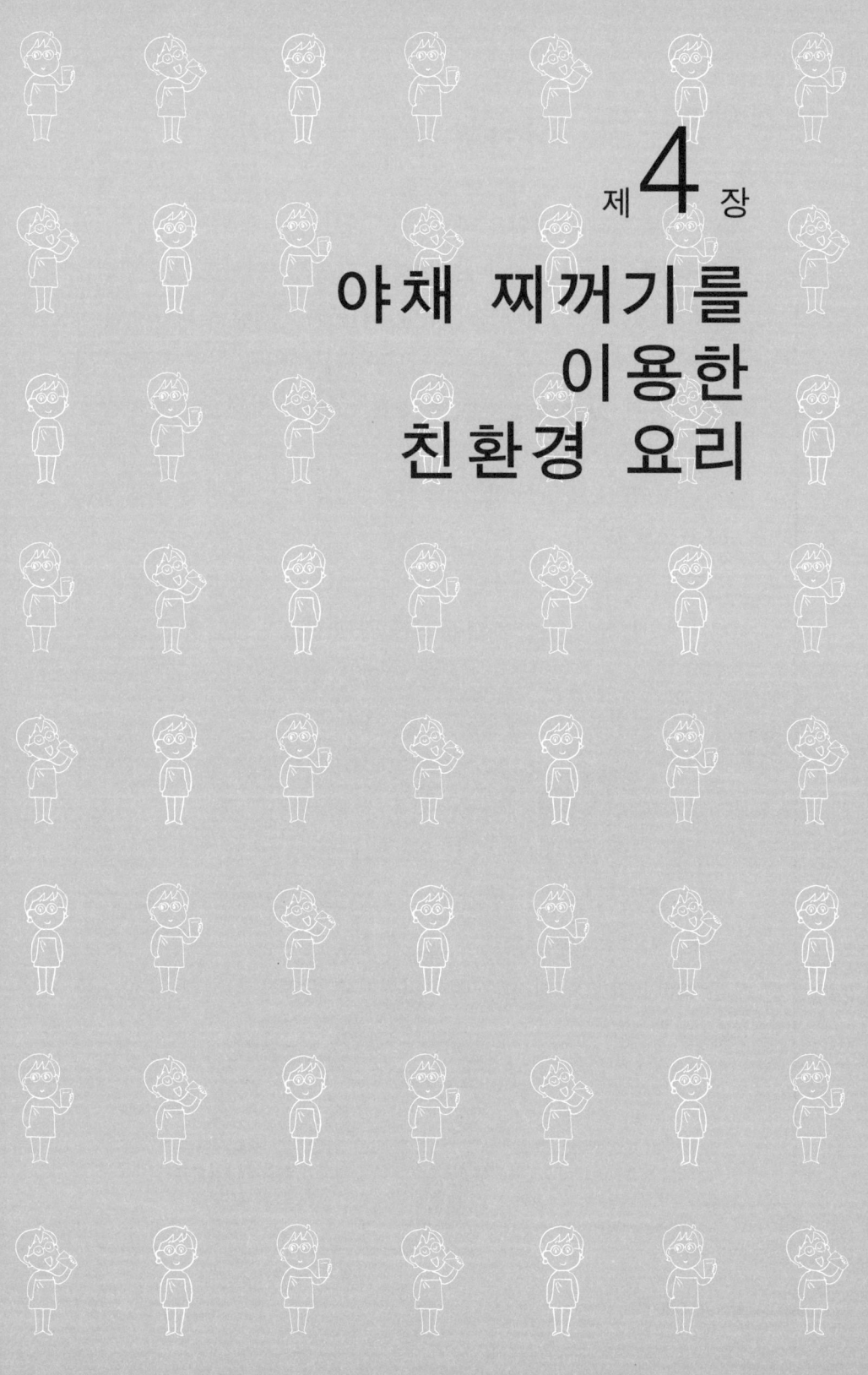

내가 '찌꺼기 메뉴'에 도달하기까지

주서로 야채와 과일을 짜고 나면 반드시 남게 되는 찌꺼기. 이 찌꺼기를 다이어트 초기에는 아깝다고 생각하면서도 그냥 버리는 수밖에 없었다. 남편과 조수와 나, 3인분의 미네랄 두유 주스를 만들고 나면 야채와 과일 찌꺼기가 그야말로 산처럼 쌓이게 된다. 당근, 시금치, 사과 등등. 그런데 언젠가부터 이렇게 영양이 풍부한 식이섬유 덩어리를 버린다는 것은 국가적 차원의 자원 낭비라는 생각에 의기투합하여 마침내 이들 재료로 그럴 듯한 음식을 만들어 보기로 했다.

우선 카레에 찌꺼기를 넣어 보았다. 결과는 대성공! 그때부터 양파나 고기, 당근 등의 재료를 볶을 때 야채 찌꺼기도 함께 넣어 볶는다. 그런 다음엔 보통 카레와 동일한 방법으로 만들면 된다. 재료와 요리법을 소개해 놓았으므로 상세한 내용은 105쪽을 참고하기 바란다. 평소보다 고기와 야채를 적게 준비해도 되므로 재료가 절약되고, 완성된 카레에서는 감칠맛까지 난다.

무엇보다 식이섬유를 잔뜩 섭취하게 되므로 변비 해소에 도움이 된다. 다음 날엔 정말 상쾌한 기분으로 화장실에서 나올 수 있다. 식이섬유가 장 속을 깨끗이 청소해 주는 것 같다.

카레의 성공을 계기로 야채 찌꺼기를 이용한 여러 가지 요리를

식이섬유에 대해서는 칼럼을 참고

야채와 과일에 함유되어 있는 식이섬유에는 물에 녹는 수용성 식이섬유와 물에 녹지 않는 불용성 식이섬유가 있으며 체내에서의 작용은 각각 다르다. 자세한 내용이 궁금한 사람은 63쪽에 나오는 '수용성 식이섬유'와 114쪽의 '불용성 식이섬유'를 참고하기 바란다.

고안했다. 이름하여 '아카보시식 야채 찌꺼기 친환경 요리'!

남편과 함께 연구한 친환경 요리

카레의 대성공으로 야채 찌꺼기는 걸쭉한 소스에 적합한 재료라는 생각이 들어 다음에는 미트 소스에 넣어 보았다. 그랬더니 고기는 적게, 야채는 듬뿍 들어간 웰빙 미트 & 야채 소스가 완성되었다(이것도 105쪽에 소개되어 있다)!

맛이 상당히 좋았기 때문에 신이 나서 수박 껍질의 흰 부분으로 '여름 주스'(83쪽 참고)를 만들고 남은 찌꺼기를 미트 소스에 넣어 보았다. 이것 또한 대성공이었다. 산뜻한 맛과 은은하게 퍼지는 여름의 향기 때문에 자칫 과식할지도 몰라 주의를 기울여야만 했다. 찌꺼기 카레(야채 & 고기 카레)와 찌꺼기 미트 소스(미트 야채 소스) 모두 남편에게 대호평을 받았고, 이번엔 남편도 메뉴를 연구하기 시작했다.

남편의 첫 작품은 '찌꺼기 만두'였다. 야채 찌꺼기에 다진 고기를 섞기만 하면 되므로 조리법도 간단하다. 일반적인 만두의 경우 야채를 잘게 다져 미리 준비해 놓아야 하지만 야채 찌꺼기를 사용하면 그럴 필요가 없기 때문에 조리 시간을 대폭 단축할 수

수박 껍질을 재활용한다

'여름 과일' 하면 수박이지만 엄청난 껍질로 인한 음식물 쓰레기의 증가는 주부들의 골칫덩어리. 이제부터는 수박으로 주스도 만들고 껍질과 찌꺼기까지 모두 재활용해 보자. 미트 소스 외에도 카레나 수프 등에 넣어 본 결과 모두 여름 메뉴로서 손색이 없었다. 꼭 시도해 보시길!

있다. 맛의 비결은 생강이나 쪽파 등의 향이 나는 야채를 많이 넣는 것. 이 '야채 만두'에 대해서도 107쪽에 자세한 조리법을 소개해 놓았다.

찌꺼기는 팔방미인, 냉동 보관도 가능하다

결국 야채 찌꺼기 요리에 푹 빠져 버린 나는 실로 다양한 요리에 나만의 만능 재료를 넣기 시작했다.

카레, 미트 소스, 스튜, 그라탱(gratin), 리조또(risotto) 등과 같이 걸쭉하고 맛이 확실한 메뉴의 경우는 예외 없이 대성공을 거뒀고, 만두, 크로켓, 고기 경단, 햄버거 등 고기와 함께 버무리는 요리도 성적이 꽤 좋았다. 오믈렛이나 부침개의 재료로 삼아도 좋고 야채 볶음, 볶음밥, 야키소바(삶은 국수에 야채, 고기 등을 섞어 기름으로 볶은 요리) 등의 볶음 요리와도 궁합이 잘 맞는다.

그리고 보기엔 조금 좋지 않을지도 모르지만 고기 감자 조림 등의 조림에 넣어도 감칠맛이 우러나온다. 이것은 내가 무척 좋아하는 요리다. 수프 역시 야채 찌꺼기와 잘 어울린다(104쪽에 만드는 방법을 소개해 놓았다).

그런데 된장국 등의 국에 넣었더니 남편은 야채 찌꺼기가 혀에

찌꺼기의 종류에 따라 요리가 변한다
찌꺼기의 종류에 따라 메뉴에 다양한 변화를 줄 수 있다. 토마토 찌꺼기가 많으면 토마토 수프, 녹황색 채소가 많으면 계란 부침을 만든다. 요리 아이디어는 그야말로 무궁무진!

닿는 감촉이 별로 좋지 않다고 했다. 그러나 나는 영양 만점에다 포만감이 큰 야채 찌꺼기 된장국이 그리 싫지 않다.

이처럼 주스를 만들고 남은 찌꺼기는 팔방미인 요리 재료다. 우리 집에서는 다양한 요리에 쓰이는 야채 찌꺼기를 거의 버리는 일 없이 알뜰하게 재활용하고 있다.

나는 주스 찌꺼기를 반드시 밀폐 용기에 담아 냉동실에 보관한다. 종류별로 나눠 랩으로 싼 다음 밀폐 용기에 넣어 냉동해 두면 필요한 만큼만 꺼내서 사용할 수 있어 편리하다. 단, 감귤류와 오이 찌꺼기는 좀 주의해야 한다. 감귤류는 요리에 따라 쓴맛이 나기도 하고, 오이는 풋내를 풍기는 경우가 있다. 그밖에 대부분의 야채와 과일은 염려할 필요가 없다.

다음 쪽부터는 내가 직접 만들어 본 야채 찌꺼기 요리 방법을 20종류 소개해 놓았다. 이 방법을 토대로 다양하게 응용이 가능할 터이므로 여러분도 꼭 도전해 보기 바란다. 그 결과 입맛에 맞는 요리를 개발한 분은 내게도 그 정보를 제공해 주시길!

당신만의 찌꺼기 요리 아이디어 모집

'당신만의 독특한 찌꺼기 요리'를 개발했다면 내게도 좀 가르쳐 주시길! 여러분의 아이디어로 정체 상태에 있는 내 요리 목록을 좀 늘려 보고 싶다.

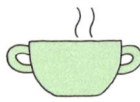

찌꺼기에 토마토 주스를 첨가한 초간단 수프

차가운 토마토 수프

조리법

야채 찌꺼기에 토마토 주스를 넣고 소금과 후춧가루로 간을 한 다음 믹서로 간다. 입맛에 맞는 매운맛 조미료(타바스코 등)를 넣고 냉장고에서 약 20분간 차갑게 식힌 다음 먹는다.
맛은 거의 레스토랑 수준이다. 당근이나 잎이 달린 채소의 찌꺼기가 적당하다. 건더기 없는 수프를 원하는 사람은 믹서로 좀 더 오래 갈면 된다.

재 료	2인분
야채 찌꺼기	1회 분량
토마토 주스	4개(180㎖)
소금·후춧가루	적당량
타바스코 등의 매운맛이 나는 조미료	약간
총 칼로리 / 74Kcal	

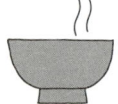

국 한 그릇으로 몸속부터 따뜻해지는 포만감을 느낄 수 있다.

방어와 무로 만든 국

조리법

방어의 양면에 소금을 뿌린다. 무와 당근은 3㎝ 길이로 썰고 유부는 7㎜ 정도로 채썬다. 냄비에 물과 방어를 넣고 불에 올린다. 술을 넣은 다음 중간 불에서 약 20분간 끓인다. 무, 당근, 유부, 야채 찌꺼기를 넣고 푹 익을 때까지 끓인 뒤 술지게미를 녹이면서 냄비에 넣는다. 맛을 봐서 비린내가 남아 있으면 술을 약간 더 붓고 10분간 끓인다. 마지막으로 색을 낼 정도로만 간장을 넣고 생강 즙을 넣어 완성한다. 방어 대신 복어를 넣어도 맛이 좋다. 돼지고기와 우엉 등을 재료로 된장을 넣고 맑은 국을 끓여도 된다.

재 료	4인분
야채 찌꺼기	1회 분량
방어(토막)	3토막
소금(밑간용)	2큰술
무	1/2개
당근	1개
유부	2장
물	4컵
술	2/3컵
술지게미	200g
간장	적당량
생강(즙)	1큰술
총 칼로리 / 402Kcal	

*총칼로리는 1인분, 찌꺼기는 76쪽의 기본1 슬림 주스를 기준으로 계산한다.

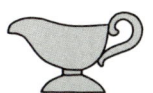

수박 껍질 찌꺼기를 넣어 감칠맛 나는 카레를 만들어 보자.

야채 & 고기 카레

조리법

재 료	4인분
야채 찌꺼기	2회 분량
카레 가루	1개(5인분)
다진 쇠고기 · 돼지고기	200g
양파	1개
당근	1개
감자	중간 크기 1개
샐러드유	2큰술
물	3컵
총 칼로리 / 33Kcal	

야채는 껍질을 벗겨 먹기 좋은 크기로 자른다. 두꺼운 냄비에 샐러드유를 두른 다음 양파를 볶고 나서 다진 쇠고기와 돼지고기를 볶는다. 야채 찌꺼기와 당근을 넣고 볶는다. 물을 붓고 끓으면 불순물을 걷어낸 뒤 감자를 넣고 재료가 푹 익을 때까지 끓인다. 불을 끄고 카레 가루를 넣은 다음 약한 불로 좀 더 끓인다.

약간의 간장과 토마토 케첩, 우스터 소스를 1큰술씩 첨가하면 맛이 더 좋아진다. 고기가 싫으면 두부나 삶은 콩을 사용해도 된다. 83쪽 여름 주스의 수박 껍질 찌꺼기를 넣으면 여름 내음이 나는 카레가 된다.

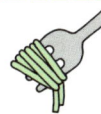

녹황색 채소 찌꺼기를 듬뿍 넣어 진한 맛이 나는 소스를 만든다.

미트 & 야채 소스

조리법

재 료	4인분
야채 찌꺼기	1회 분량
다진 닭고기	300g
양파	큰 것 1개
토마토(익힌 것)	1개
샐러드유	1과 1/2큰술
육두구	소량
월계수 잎	3장
소금 · 후춧가루	적당량
스파게티	400g
총 칼로리 / 582Kcal	
(스파게티는 1인분 100g으로 계산)	

양파는 잘게 채썰고 토마토는 익혀서 2cm 길이로 썬다. 냄비를 달군 다음 샐러드유를 넣는다. 다진 고기를 먼저 볶은 다음 양파와 야채 찌꺼기를 나중에 넣고 볶는다. 고기 표면이 익고 양파가 투명해지면 토마토를 넣고 잘 볶는다. 토마토에서 수분이 나오기 시작하면 불을 줄이고 육두구, 월계수 잎, 소금, 후춧가루를 넣고 20분 정도 끓인다. 걸쭉해지면 소금(또는 토마토 케첩)으로 간을 맞추고 불을 끈다. 스파게티를 취향에 맞게 삶아 소스를 뿌려 먹는다.

야채 찌꺼기를 많이 넣고 고기의 양을 줄여 야채 소스로 만들어도 맛이 좋다.

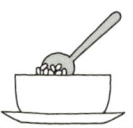

밤참으로 먹을 수 있는 본격 리조또에 도전한다.

햄 & 치즈 리조또

조리법

햄은 2cm 폭으로 썰고, 양파는 잘게 채썬다. 프라이팬에 올리브유를 두르고 뜨거워지면 양파를 약한 불에 볶아 야채 찌꺼기, 햄, 쌀(씻지 않는다)을 넣고 볶는다. 쌀이 투명해지면 재료가 잠길 만큼 뜨거운 물을 붓고 수프(콩소메)를 넣어 끓인다. 물이 줄어들 때마다 조금씩 뜨거운 물을 부으며 국물이 없어질 때까지 끓인다. 쌀은 너무 푹 익히면 안 된다. 소금으로 간을 맞추고 분말 치즈와 검은 후추를 뿌린다.

햄 대신 볶은 베이컨을 넣으면 맛은 더 좋아지지만 칼로리가 약간 더 높아진다.

재 료	4인분
야채 찌꺼기	1회 분량
햄	6장
쌀	2홉
콩소메	1개
양파	1/2개
올리브유	2큰술
뜨거운 물	900ml
분말 치즈	적당량
검은 후추 · 소금	소량
총 칼로리 / 393Kcal	

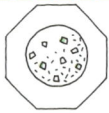

찌꺼기를 사용하면 야채를 따로 준비할 필요가 없어 시간이 단축된다.

콘비프 볶음밥

조리법

양파는 잘게 채썬다. 달군 철제 냄비에 샐러드유 1큰술을 두르고 콘비프와 양파, 야채 찌꺼기를 볶아 꺼내 놓는다. 다시 철제 냄비를 달구어 남은 샐러드유를 두르고 달걀을 반숙으로 익혀 밥을 달걀 위에 얹는다. 소금과 후춧가루를 약간 뿌리고 재빨리 섞은 다음 볶아 놓은 재료와 섞는다. 마지막으로 간장 1작은술을 넣고 잘 섞은 다음 불을 끄고 쪽파를 흩뿌린다.

야채를 듬뿍 섭취할 수 있는 웰빙 볶음밥이다. 2인분을 만들어 가족과 함께 먹으면 더욱 좋다.

재 료	4인분
야채 찌꺼기	2회 분량
콘비프(통조림)	1개(100g)
양파	1/2개
달걀	2개
밥	4공기
샐러드유	3큰술
간장	1작은술
소금 · 후춧가루	적당량
쪽파(채썬 것)	2큰술
총 칼로리 / 531Kcal	

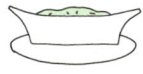
야채 찌꺼기로 비타민과 미네랄을 듬뿍 섭취한다.

복어 크림 그라탱

조리법
양파는 잘게 채썰고 감자는 3㎜ 두께의 반달 모양으로 자른 다음 야채 찌꺼기와 함께 소금, 후춧가루, 올리브유를 넣고 섞는다. 내열 접시에 이것을 깔고 먹기 좋은 크기로 자른 복어를 얹은 다음 생크림을 붓는다. 그 위에 분말 치즈를 뿌리고 200℃로 맞춘 오븐에서 약 25분 정도 표면이 노르스름해질 때까지 굽는다. 마지막으로 잘게 썬 파슬리를 뿌린다.
복어 대신 대구나 소시지를 이용해도 된다. 야채 찌꺼기를 넣으면 포만감 때문에 오랫동안 배가 든든하다.

재 료	4인분
야채 찌꺼기	1회 분량
복어(토막)	4토막
양파	1개
감자	1개
올리브유	1큰술
생크림	2컵
소금·후춧가루	적당량
분말 치즈	2작은술
파슬리(채썬 것)	2작은술
총 칼로리 / 616Kcal	

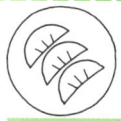
생강을 많이 넣는 것이 포인트. 재료는 야채 찌꺼기와 다진 고기뿐!

야채 만두

조리법
야채 찌꺼기, 다진 돼지고기, 생강, 마늘을 볼에 넣고 끈끈해질 때까지 섞는다. A(굴 소스를 2작은술 첨가해도 맛있다)를 넣고 잘 섞어 만두속을 만든다. 시판되는 만두피에 속을 1작은술 정도 얹고 만두피 가장자리에 물을 묻혀 오므린다. 달군 프라이팬에 샐러드유를 두른 다음 만두를 넣고 누르스름해지면 물 1컵을 붓고 뚜껑을 덮어 찐다. 식초나 간장 등으로 취향에 맞게 양념장을 만든다.
야채 찌꺼기를 사용하면 집에서도 손쉽게 만두를 빚을 수 있다. 마늘 대신 푸른 차조기나 쪽파 등 향이 나는 야채를 넣어도 맛이 좋다.

재 료	4인분
야채 찌꺼기	2회 분량
다진 돼지살코기	250g
생강(즙)	2편 분량
마늘(즙)	1편 분량
샐러드유	적당량
A ┌ 참기름	1큰술
｜ 간장	1작은술
｜ 설탕	1/2작은술
└ 후춧가루	적당량
만두피	적당량 약 24장
물	1컵
총 칼로리 / 219Kcal	

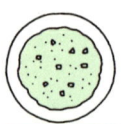

야채 찌꺼기와 냉장고에 남은
야채로 재료 준비 끝!

야채 오믈렛

조리법
볼에 달걀을 풀어 소금, 후춧가루, 분말 치즈로 간을 해 둔다. 프라이팬을 달군 다음 버터를 녹여 약 1㎝ 폭으로 자른 베이컨을 볶는다. 잘게 썬 양파와 피망, 새송이버섯, 야채 찌꺼기를 넣고 함께 볶는다. 여기에 간을 한 달걀을 부어 알맞은 정도로 익힌다.
여기서 언급한 야채 외에도 냉장고 속에 있는 야채를 적절히 활용하면 더욱 좋다. 특히 녹황색 채소의 찌꺼기를 사용하면 피망을 넣지 않아도 똑같은 색을 낼 수 있다.

재 료	2인분
야채 찌꺼기	2회 분량
달걀	4개
베이컨	100g
양파	1/2개
피망	1개
새송이버섯	1/2개
분말 치즈	적당량
버터 · 소금 · 후춧가루	적당량
총 칼로리 / 196Kcal	

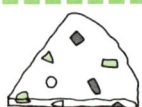

향이 나는 야채만 있으면 소가
듬뿍 들어간 부침개가 뚝딱!

부침개

조리법
밀가루에 달걀을 넣고 푼다. 대파와 쪽파는 잘게 썰고 부추는 4㎝, 김치는 2㎝ 길이로 잘라 달걀을 푼 밀가루에 넣는다. 여기에 야채 찌꺼기를 넣어 잘 섞은 다음 너무 되면 물을 더 붓는다. 프라이팬에 참기름을 두르고 노릇노릇하게 굽는다. 잘게 썬 대파, 고춧가루, 깨소금, 간장으로 양념장을 만든다.
오징어 다리, 문어, 돼지고기, 새우 등 좋아하는 재료를 첨가해도 된다.
매운 음식을 잘 먹지 못한다면 김치를 물에 씻어 넣으면 된다.

재 료	4인분
야채 찌꺼기	2회 분량
밀가루	400g
달걀	2개
물	적당량
대파 · 쪽파 · 부추	각 2~3개
김치	40g
참기름	소량
총 칼로리 / 423Kcal	

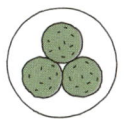

여기저기 넣어 먹을 수 있는 만능 고기 경단, 냉동 저장하면 편리하다.

만능 고기 경단

재 료	4인분
야채 찌꺼기	2회 분량
다진 돼지고기	600g
A ┌ 대파(잘게 썬 것)	4큰술
생강즙·간장	각 1작은술
술	2작은술
소금	1/4작은술
후춧가루	소량
녹말가루	1큰술
└ 달걀	1개
샐러드유(튀김용 기름)	적당량
총 칼로리 / 393Kcal	

조리법

볼에 다진 고기, 야채 찌꺼기, A(된장 1큰술을 첨가해도 맛있다)를 넣고 끈기가 생길 때까지 섞는다. 샐러드유를 묻힌 손으로 섞어 놓은 재료를 적당한 만큼 집어 경단 모양으로 둥글게 빚는다. 중간 온도로 가열한 튀김 기름에 경단을 넣고 노르스름해질 때까지 튀긴 다음 기름을 뺀다.
야채 소스(112쪽)를 끼얹어 먹어도 되고, 튀기지 않고 쪄서 냄비 요리의 소로 쓸 수도 있다. 익혀서 냉동해 두면 필요할 때마다 도시락 반찬으로도 사용할 수 있어 편리하다.

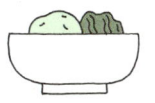

짧은 시간에 국물이 배어들어 감칠맛이 난다. 폭신한 감자 맛도 일품!

고기 & 감자 조림

재 료	4인분
야채 찌꺼기	1회 분량
쇠고기(채썬 것)	150g
감자	큰 것 4개
양파	1개
곤약	200g
설탕	3큰술
간장	2와 1/2큰술
소금	소량
총 칼로리 / 245Kcal	

조리법

감자는 껍질을 벗기고 6등분해 물에 10분 정도 담가 둔다. 쇠고기는 4cm 길이로 자르고 양파는 잘게 썬다. 냄비에 감자, 양파, 곤약을 넣고 재료가 잠길 만큼 물을 부어 중간 불에 끓인다. 양파가 투명해지면 설탕 1과 1/2큰술을 넣는다. 맛이 배어들면 약간의 소금과 간장 1큰술을 넣은 다음(맛술 2큰술을 넣어도 OK) 냄비를 흔들어 조미료가 잘 섞이게 한다. 쇠고기와 야채 찌꺼기를 넣고 고기의 표면이 익으면 남은 설탕과 간장을 골고루 뿌린다. 감자가 폭 익을 때까지 약한 불에서 끓인다. 야채 찌꺼기 덕분에 국물에서 감칠맛이 나고, 고기와 감자의 맛도 더욱 좋아진다.

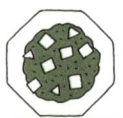

영양 만점의 걸쭉한 야채 마파 두부를 만들어 보자.

마파 두부

조리법

두부는 1㎝ 정도로 약간 도톰하게 잘라 물기를 닦아 내고 A의 대파는 잘게 썬다. 철제 냄비를 달군 다음 샐러드유를 두르고 두반장과 첨면장을 볶는다. 장 냄새가 퍼지기 시작하면 다진 고기와 A를 넣고 잘 볶는다. 고기 표면이 익으면 야채 찌꺼기를 넣고 같이 볶으면서 술과 간장으로 간을 맞춘다. 닭뼈 수프를 넣고 끓어오르면 두부를 넣어 익힌다. 2배 분량의 물에 녹인 녹말가루를 휘휘 부어 넣어 섞는다. 걸쭉해지면 마지막으로 참기름을 넣는다.
과일 찌꺼기를 넣으면 단맛이 더욱 강해진다.

재 료	4인분
야채 찌꺼기	1회 분량
다진 돼지고기	100g
두부	1모
A [대파	1/2개
생강·마늘(채썬 것)	각 1편 분량
샐러드유	2큰술
두반장	1작은술
첨면장	1과 1/2큰술
술·간장·참기름	각 1큰술
닭뼈 수프	수프 가루 1/2작은술을 뜨거운 물 3/4컵에 녹인 것
녹말가루	1/2큰술
총 칼로리 / 236Kcal	

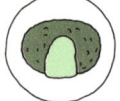

고기를 적게 넣어 칼로리를 낮춘 햄버거로 건강을 챙기자!

찌꺼기 햄버거

조리법

양파는 잘게 다지고 빵가루는 우유에 적셔 둔다. 프라이팬에 샐러드유를 두르고 양파를 볶다가 투명해지면 불을 끄고 식힌다. 볼에 다진 고기와 야채 찌꺼기를 넣고 빵가루, 양파, 달걀, 소금, 후춧가루, 육두구를 넣은 다음 끈기가 생길 때까지 잘 섞는다. 4등분하여 샐러드유를 바른 손으로 둥글게 모양을 빚는다. 프라이팬에 남은 샐러드유를 두르고 중간 불에서 햄버거를 익힌다. 엷은 갈색이 되면 뒤집어 뚜껑을 덮고 약한 불에서 익힌다. 이쑤시개로 찔러 봐서 투명한 국물이 나오면 완성. 데미그라스 소스에 야채 찌꺼기를 섞으면 특제 소스가 완성된다!

재 료	4인분
야채 찌꺼기	2회 분량
다진 쇠고기·돼지고기	300g
양파	큰 것 1/2개
샐러드유	2큰술
빵가루	3큰술
우유	2큰술
달걀	1개
소금	1/2작은술
후춧가루·육두구	소량
총 칼로리 / 267Kcal	

이 햄버거에 112쪽의 야채 소스를 끼얹어 먹어도 맛이 좋다.

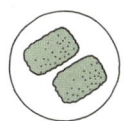

비지와 야채 찌꺼기로 만든 크로켓은 튀김이지만 칼로리가 낮다.

비지 크로켓

조리법

양파는 잘게 썰고 비지는 참기름을 두른 프라이팬에 볶아 물기를 없앤다. 프라이팬에 샐러드유를 두르고 양파가 투명해질 때까지 볶은 다음 다진 고기를 넣고 소금과 후춧가루, 육두구 적당량으로 간을 맞춘다. 다진 고기, 양파, 비지, 야채 찌꺼기를 볼에 넣고 잘 섞는다. 이것을 8등분하여 둥글게 빚은 다음 양면에 밀가루를 바른다. 볼에 달걀을 풀고 우유를 섞은 다음 크로켓을 담갔다 꺼내 빵가루를 묻힌다. 끓는 기름(170℃)에 넣어 노릇노릇하게 튀긴다. 튀김의 유혹을 뿌리치기 힘들 때 비지 크로켓을 만들어 먹으면 체중계를 두려워할 필요가 없어진다!

재료	2인분
야채 찌꺼기	2회 분량
다진 쇠고기 · 돼지고기	150g
비지	100g
양파	중간 크기 1/2개
샐러드유	1큰술
달걀	1개
우유	2큰술
참기름	2큰술
후춧가루 · 육두구	소량
소금	1/2작은술
밀가루(박력분) · 빵가루	적당량
총 칼로리 / 336Kcal	

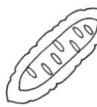

야채 찌꺼기는 볶음 요리에 넣어도 맛이 좋다.

여주 두부 볶음

조리법

두부는 물기를 닦아 낸다. 여주는 세로로 반을 갈라 숟가락으로 속을 긁어내고 4㎜ 두께로 썬다. 프라이팬에 참기름 1큰술을 두르고 두부를 손으로 잘게 뜯어 넣어 센 불에서 익힌 다음 꺼낸다. 남은 참기름을 두르고 여주와 야채 찌꺼기를 볶은 다음 소금으로 간한다. 익힌 두부와 가다랭이포를 넣는다. 간장을 넣은 다음 풀어놓은 달걀을 두르고 반숙 상태에서 불을 끈다. 야채 찌꺼기는 볶아도 맛이 좋다! 볶음 국수나 야채 볶음의 재료로 사용해 보자. 단, 야채 찌꺼기를 볶을 때는 타기 쉬우므로 주의해야 한다.

재료	4인분
야채 찌꺼기	2회 분량
여주	1개
두부	1모
참기름	2큰술
소금	소량
가다랭이포	1줌
간장	2작은술
달걀	2개
총 칼로리 / 167Kcal	

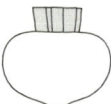

야채 소스를 순무나 튀긴 두부 위에 끼얹어 먹어도 맛있다.

야채 소스

조리법

프라이팬을 달구어 샐러드유를 두르고 야채 찌꺼기를 볶다가 기름이 배어들면 A를 넣는다. 끓어오르면 2배 분량의 물에 녹인 녹말가루를 넣어 걸쭉하게 만든다. 마지막에 참기름을 뿌리면 야채 소스 완성. 멸치(다시마나 가다랭이포도 OK) 국물에 삶은 순무에 소스를 끼얹어 먹으면 된다.
고기 경단이나 튀긴 두부에 끼얹어 먹어도 맛이 좋다. 조리법도 간단하므로 술안주로도 한번 이용해 보자.

재 료	4인분
야채 찌꺼기	2회 분량
A ┌ 물	2/3컵
├ 간장	1작은술
├ 소금	1/3작은술
└ 후춧가루	소량
녹말가루	2/3큰술
참기름	1/2큰술
샐러드유	적당량
멸치 국물에 삶은 순무	작은 것 8개
총 칼로리 / 48Kcal	

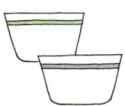

야채 찌꺼기 소스로 입맛을 자극한다.

참치 & 살사 소스

조리법

파슬리 이외의 재료를 잘 섞은 다음 마지막에 파슬리를 뿌려 장식한다.
야채 찌꺼기로 만든 이 소스는 자극적인 맛이 나야 입맛을 돋울 수 있다. 치즈 맛이나 카레 맛에도 도전해 보자!

재 료	4인분
● 참치 소스	
야채 찌꺼기	1회 분량
참치 통조림	1개
낫또	1팩
간장	1작은술
파슬리(잘게 썬 것)	1작은술
● 살사 소스	
야채 찌꺼기	1회 분량
토마토(잘게 썬 것)	1개
시판 살사 소스	적당량
소금·후춧가루	적당량
파슬리(잘게 썬 것)	1작은술
총 칼로리 / 298Kcal(참치+살사)	

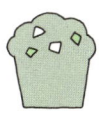

간식이 먹고 싶을 때 손쉽게 만들 수 있는 메뉴!

오트밀 & 야채 머핀

조리법

A를 섞어서 체에 치고 머핀 틀에 종이를 깔아 둔다. 버터를 녹인 다음 설탕을 섞는다. 달걀을 풀어 여러 번으로 나눠 넣어 우유와 A를 번갈아 넣는다. 야채 찌꺼기를 넣고 마지막으로 오트밀을 섞은 다음 틀에 넣고 180℃의 오븐에서 약 30분간 굽는다.

칼로리는 좀 높지만 시판되는 핫케이크 가루를 사용하면 더 간단하다. 찐빵으로 만들어도 맛이 좋다.

재료	12개 분량
야채 찌꺼기	1회 분량
오트밀	200g
A ┌ 밀가루(박력분)	150g
└ 베이킹파우더	1큰술
버터	60g
설탕	80g
달걀	2개
우유	160ml
총 칼로리 / 199Kcal(1개당)	

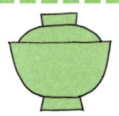

야채 찌꺼기로 영양 만점의 단팥죽을 만들어 보자.

찌꺼기 단팥죽

조리법

냄비에 으깬 팥과 물을 넣고 덩어리가 없어질 때까지 팥을 푼다. 야채 찌꺼기를 넣고 센 불에서 끓이다가 끓어오르면 불을 끈다.

칼로리에 크게 신경쓰지 않는다면 떡이나 새알심, 과일 등을 취향에 맞게 넣어 먹어도 된다. 통팥을 넣어도 맛이 좋지만 으깬 팥은 혀끝에 닿는 감촉이 부드럽다.

재료	4인분
야채 찌꺼기	1회 분량
으깬 팥(설탕을 넣은 통조림)	250g
물	430cc
떡이나 새알심	각자 원하는 만큼
총 칼로리 / 254Kcal	

전문의의 조언

Doctor's column.4

비만 예방에 효과적인 주스 찌꺼기

야채 찌꺼기는 물에 녹지 않는 불용성 식이섬유의 보고

야채와 과일로 만든 주스에 함유되어 있는 것은 물에 녹는 수용성 식이섬유다. 이 수용성 식이섬유는 콜레스테롤과 당분, 염분을 흡착하여 흡수를 억제하는 작용을 한다(63쪽 참고). 물에 녹지 않는 불용성 식이섬유도 있는데, 이것은 수용성 식이섬유와는 다른 작용을 한다. 미네랄 두유 주스를 만들고 남은 찌꺼기에는 물에 녹지 않는 불용성 식이섬유가 많이 함유되어 있다. 그러면 불용성 식이섬유의 작용에 대해 자세히 알아보자.

뱃속에서 수십 배로 팽창한다

불용성 식이섬유는 물에는 녹지 않지만 뱃속에서 수분을 흡수하여 수십 배로 부풀어 오르는 것이 특징이다. 따라서 불용성 식이섬유를 많이 섭취하면 포만감이 들어 과식을 하지 않게 된다. 야채 찌꺼기를 섭취하면 에너지 섭취량이 적어도 포만감을 빨리 느끼게 되므로 다이어트에는 그야말로 최고의 식품이라 할 수 있다.

물을 흡수하여 변통을 원활하게 한다

불용성 식이섬유는 장벽을 자극, 장의 연동 운동을 활발하게 하여 배변을 촉진하는 작용도 한다. 뱃속에서 수분을 흡수하여 팽창함으로써 변을 부드럽게 만들어 쉽게 배출해 주므로 변비로 고생하는 사람에게 꼭 필요한 성분이라 할 수 있다.

장 속의 유해 물질을 흡착하여 청소한다

최근 들어 불용성 식이섬유가 비만과 대장암 예방에 효과적이라는 사실이 속속 보고

불용성 식이섬유는 뱃속에서 이렇게 작용한다.

불용성 식이섬유는 뱃속에서 수분을 흡수하여 팽창하는데, 이때 유해 물질까지 함께 흡착한다. 그러면 장을 자극하여 변통이 원활해지며 배변 시 유해 물질까지 함께 배출된다. 변비나 비만, 대장암 예방에 효과적이다.

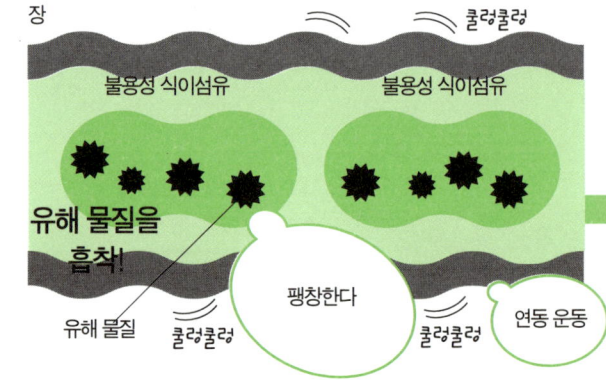

쇼와 대학 요코하마 시 북부병원 병원장·내과의
다구치 스스무

되고 있다. 뱃속에서 수분을 흡수하여 팽창할 때 유해 물질까지 흡착하여 변과 함께 배출시키는 작용을 한다는 것이다.
불용성 식이섬유는 뱃속에 쌓여 있는 불필요한 것들을 흡착하여 배출해 주는 '장 클렌저' 역할을 하고 있는 것이다.

변비와 비만 체질을 개선하고 대장암을 예방
변통이 원활해지면 배변 시 강하게 힘을 주지 않아도 되므로 치질이나 정맥류(정맥의 혈관이 혈액의 흐름 장애로 인해 부어올라 혈액이 뭉쳐 있는 상태) 등을 예방할 수 있다. 따라서 불용성 식이섬유는 변비는 물론 비만 체질의 개선, 변비로 인한 뾰루지 등에도 효과적이다. 갱년기 이후의 여성에게 증가하고 있는 대장암을 예방할 수 있는 영양소이므로 특히 중년 여성들은 평소에 불용성 식이섬유를 적극적으로 섭취해야 한다.

불용성·수용성 식이섬유를 적극적으로 섭취하자
불용성 식이섬유는 여기서 소개한 야채 찌꺼기 외에도 섬유질이 많은 음식물에 함유되어 있다. 곡류의 외피에 풍부하게 함유되어 있는 것은 셀룰로오스(cellulose)라는 불용성 식이섬유다. 그밖에 버섯류에 풍부한 글루칸(glucan), 코코아와 배에 함유되어 있는 리그닌(rignin) 등이 있다.
또한 1회 섭취량 속에 불용성 식이섬유가 많이 함유되어 있는 식품에는 곶감, 완두콩 등이 있다. 현대인들은 식이섬유 섭취량이 전반적으로 부족한 상태이므로 평소에 불용성·수용성 식이섬유를 적극적으로 섭취하려는 자세가 필요하다.

■ 이런 효과가

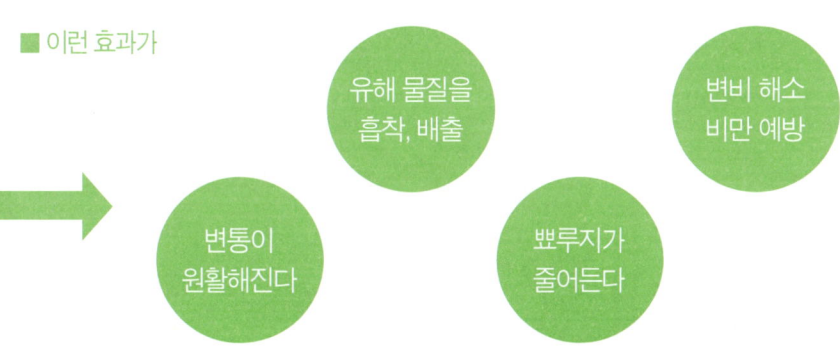

야채 찌꺼기를 이용한 친환경 요리

지은이의 다이어트 생각 ⑧

도구 선택과 설거지 요령

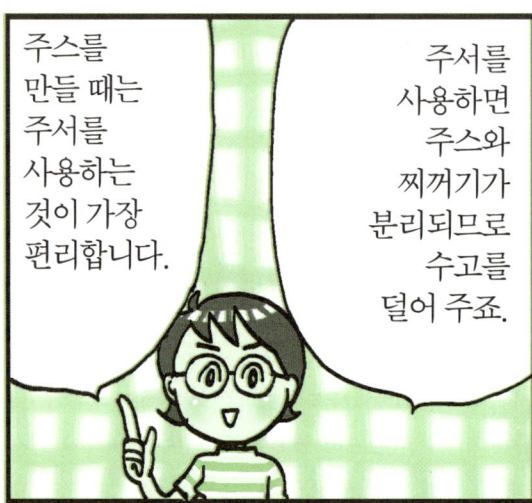

주스를 만들 때는 주서를 사용하는 것이 가장 편리합니다.

주서를 사용하면 주스와 찌꺼기가 분리되므로 수고를 덜어 주죠.

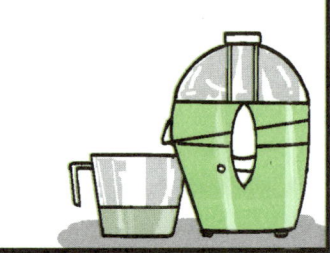

내가 사용하고 있는 것은 니큐퍼. 가격은 저렴하지만 아무 불편 없이 쓰고 있다.

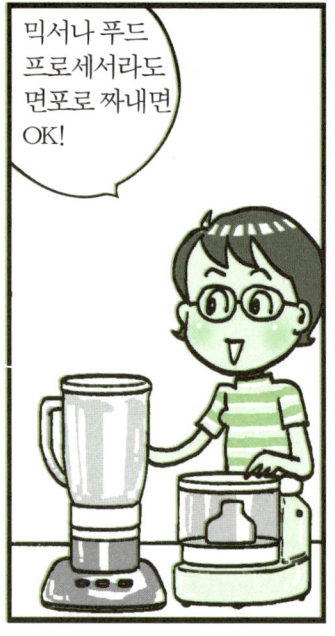

믹서나 푸드 프로세서라도 면포로 짜내면 OK!

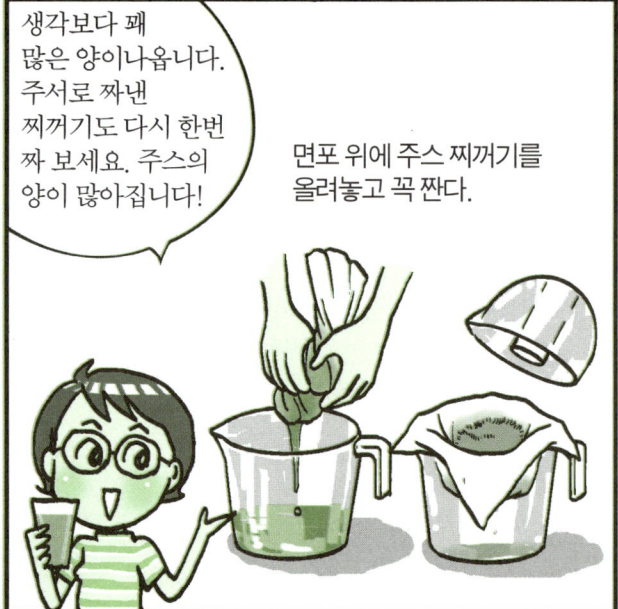

생각보다 꽤 많은 양이 나옵니다. 주서로 짜낸 찌꺼기도 다시 한번 짜 보세요. 주스의 양이 많아집니다!

면포 위에 주스 찌꺼기를 올려놓고 꼭 짠다.

116 미네랄 두유 다이어트

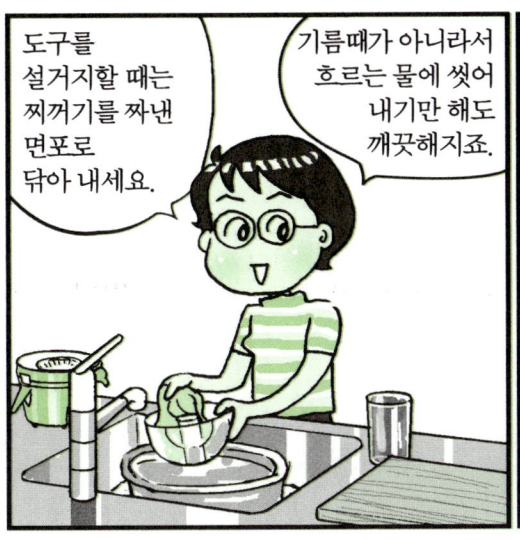
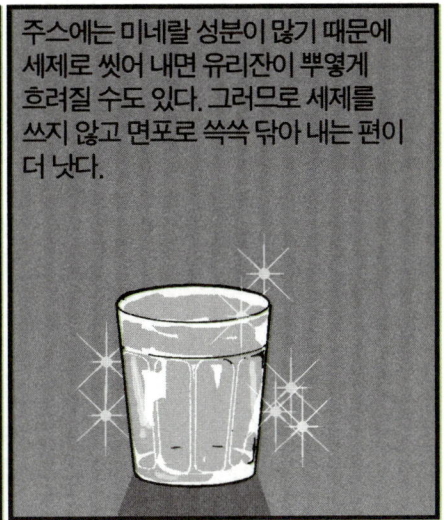

도구를 설거지할 때는 찌꺼기를 짜낸 면포로 닦아 내세요.

기름때가 아니라서 흐르는 물에 씻어 내기만 해도 깨끗해지죠.

주스에는 미네랄 성분이 많기 때문에 세제로 씻어 내면 유리잔이 뿌옇게 흐려질 수도 있다. 그러므로 세제를 쓰지 않고 면포로 쓱쓱 닦아 내는 편이 더 낫다.

면포를 빨 때는 미니 빨래판을 사용하면 편리하다. 나무, 플라스틱 등 재질은 다양하다.

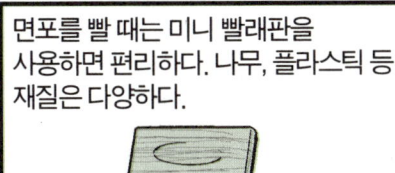
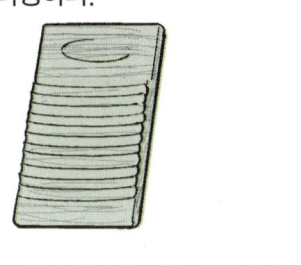

삶는 방법
① 법랑 냄비에 물을 끓인다.
② 가루 비누*1~2스푼과 염소 표백제 1스푼을 넣는다.

면포의 얼룩이 지지 않을 때는 삶아 보세요.

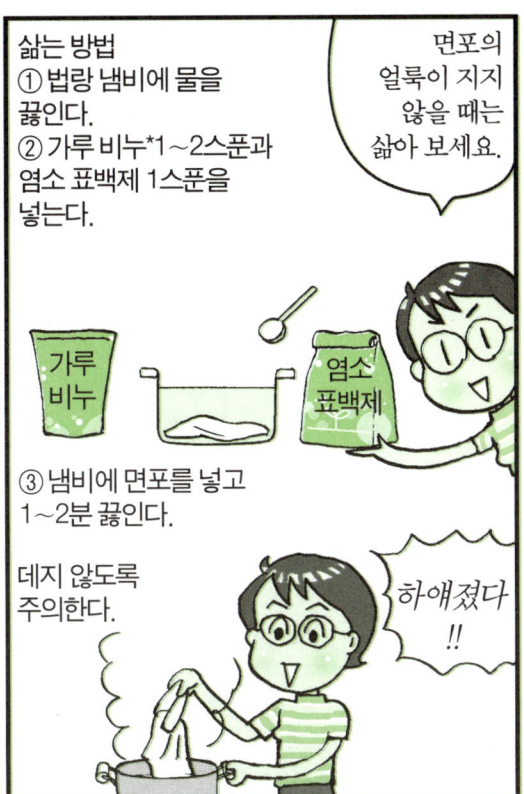

③ 냄비에 면포를 넣고 1~2분 끓인다.

데지 않도록 주의한다.

하얘졌다!!

부엌에 미니 빨래판을 준비해 두세요.

수건이나 행주는 손쉽게 빨 수 있어 여러 모로 편리합니다.

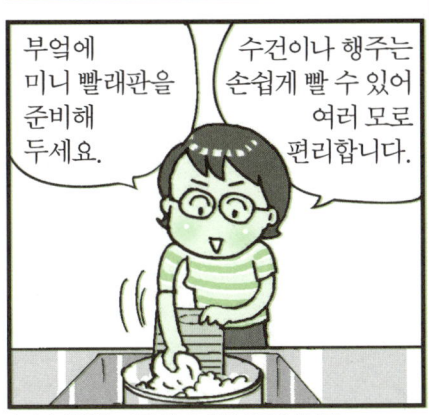

* 여기서 말하는 가루 비누는 합성 세제가 아니다.

야채 찌꺼기를 이용한 친환경 요리

지은이의 다이어트 생각 ⑨ ── 미네랄 두유 주스로 좋아지는 피부 이야기

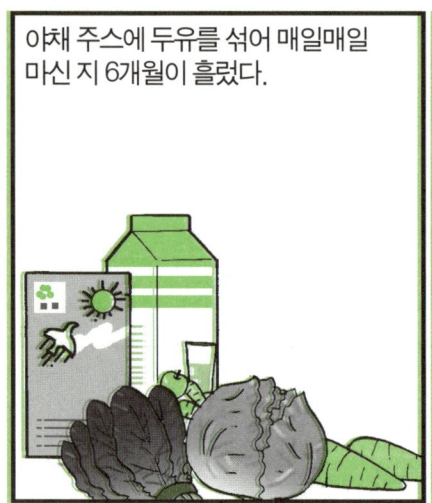

야채 주스에 두유를 섞어 매일매일 마신 지 6개월이 흘렀다.

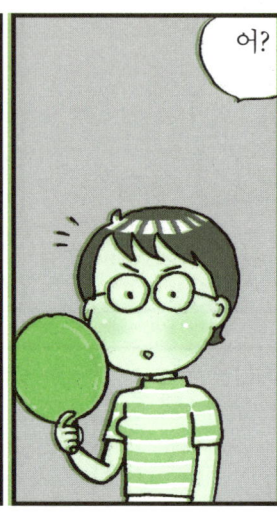

어?

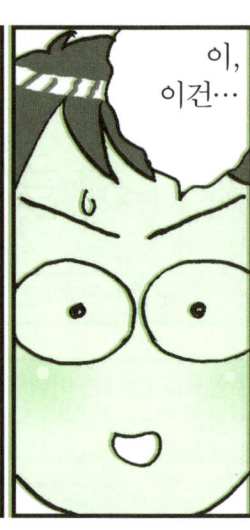

이, 이건…

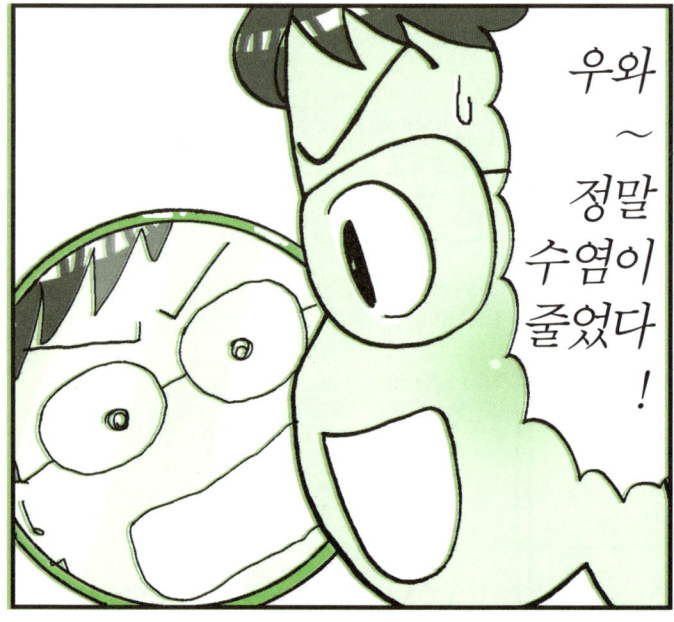

우와~ 정말 수염이 줄었다!

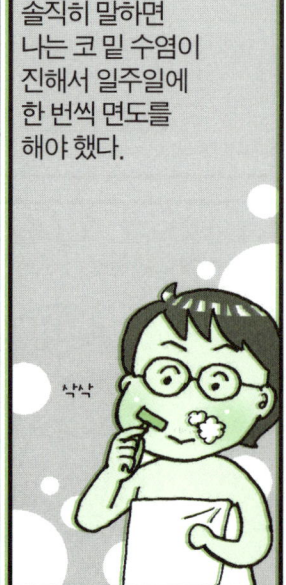

솔직히 말하면 나는 코 밑 수염이 진해서 일주일에 한 번씩 면도를 해야 했다.

삭삭

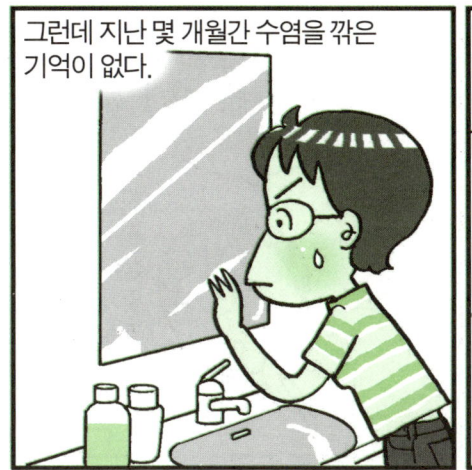
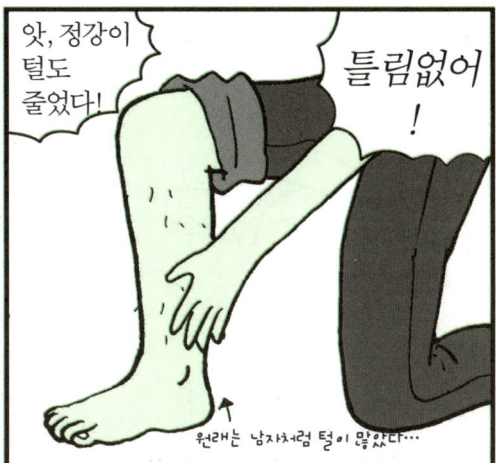
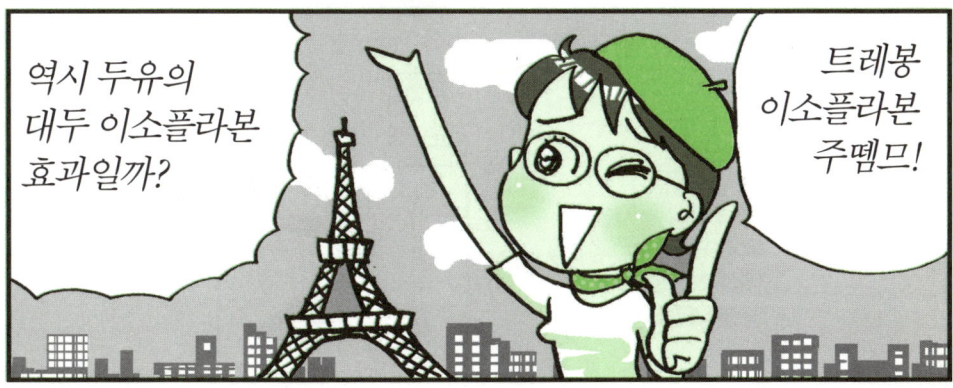
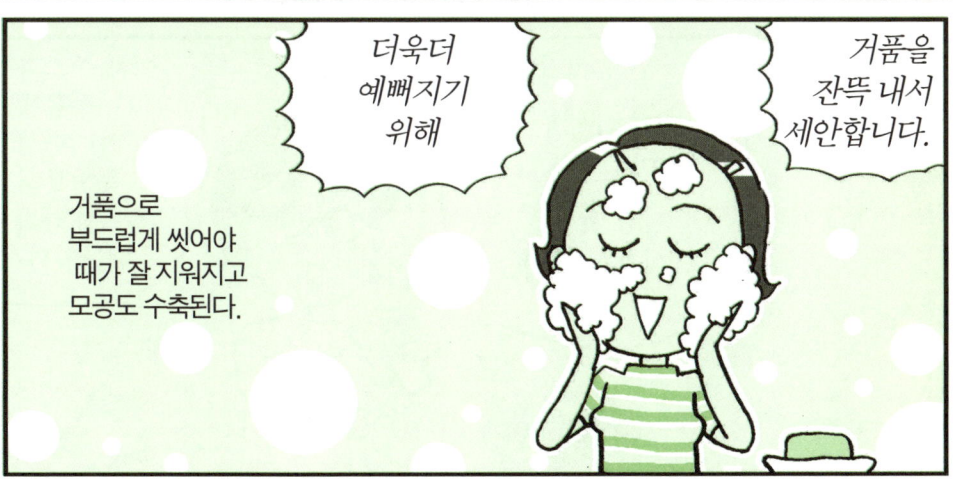

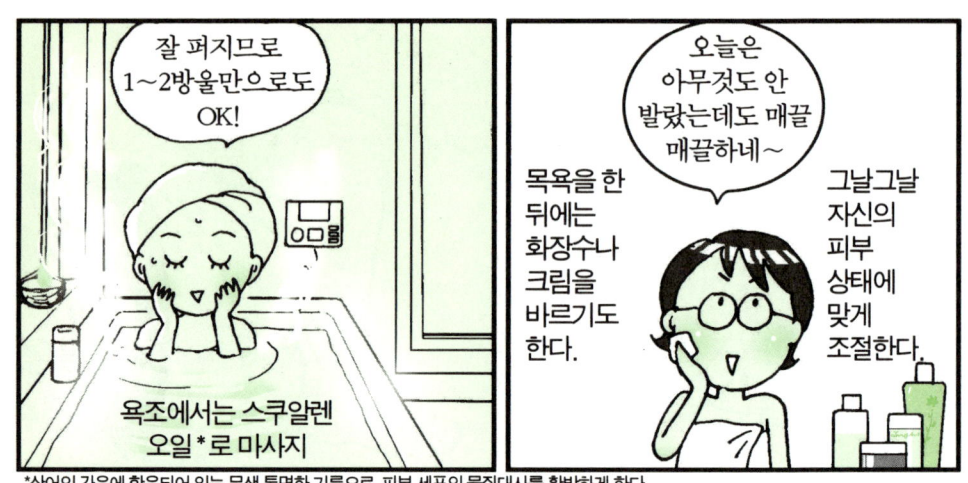

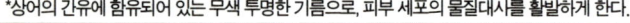

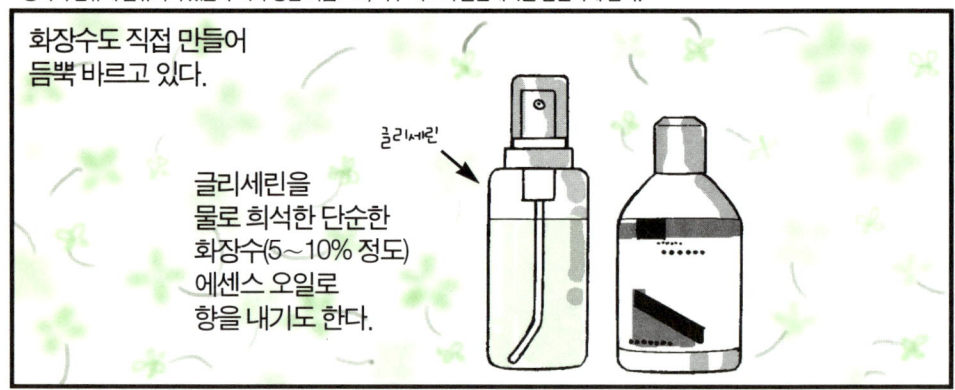

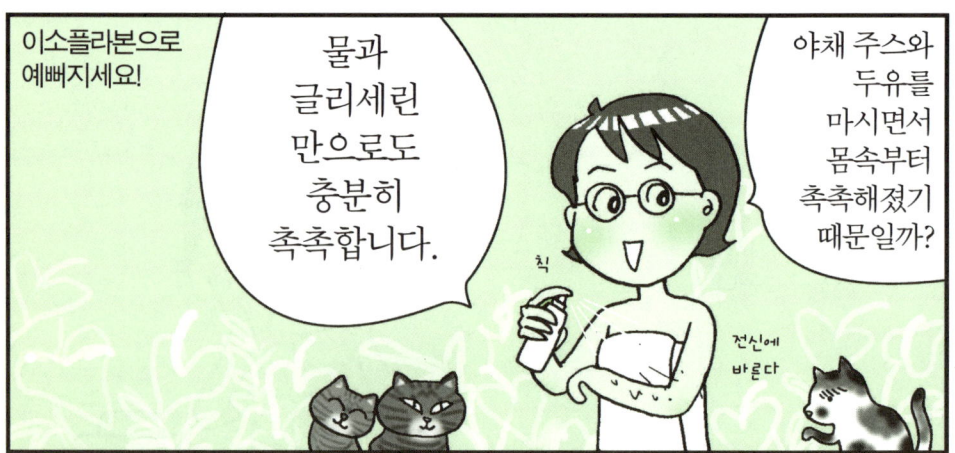

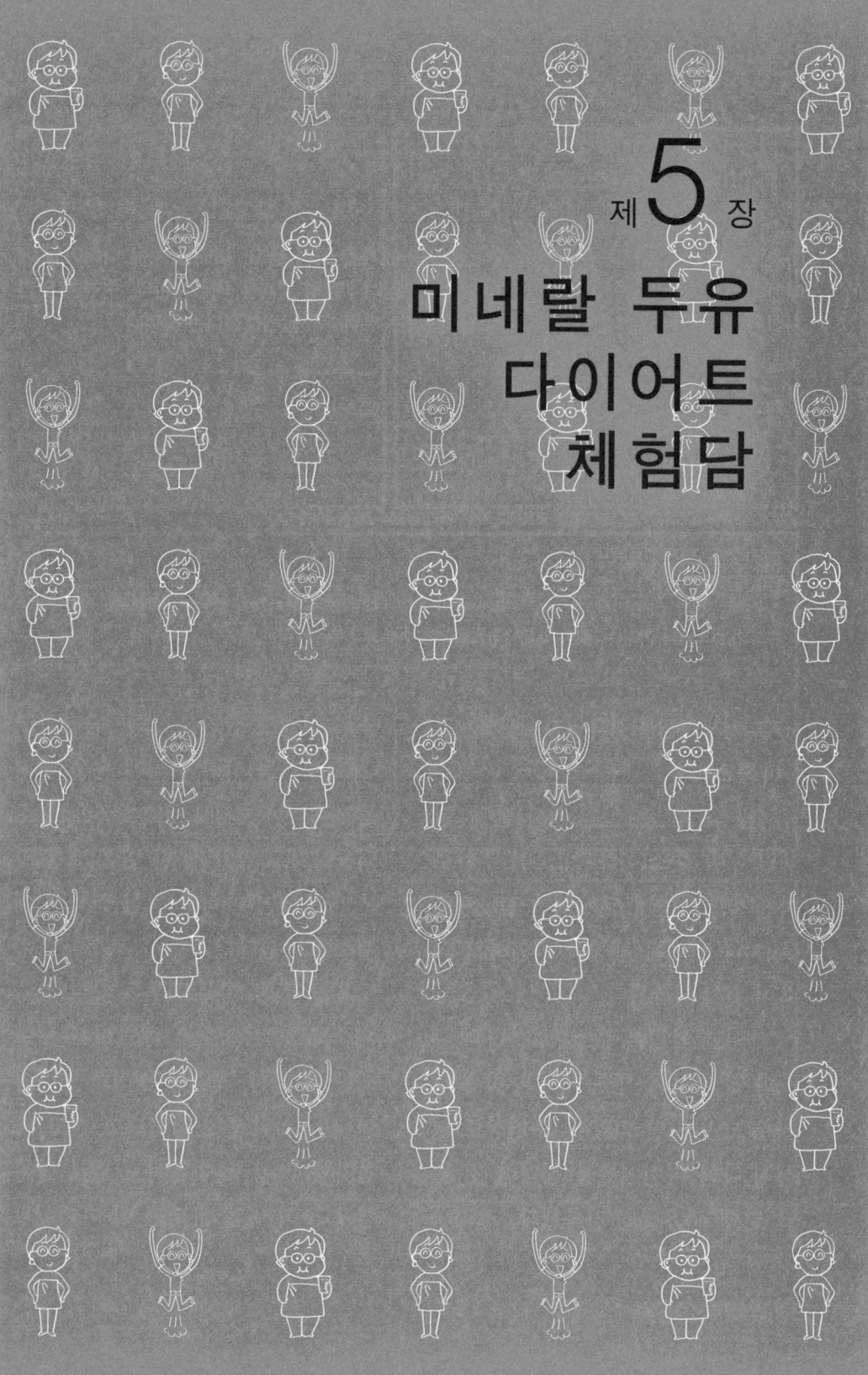

제 5 장

미네랄 두유 다이어트 체험담

외모도 체중도 이렇게 달라졌다!

아카보시 씨의 홈페이지를 방문하거나 본인의 얘기를 직접 듣고 '미네랄 두유 다이어트'에 대한 정보를 얻어 실천한 30세부터 54세까지 남녀 7명의 결과를 대공개한다. 주목할 만한 사실은, 이들은 체중이 줄었을 뿐만 아니라 원하는 부위까지 날씬해졌다는 것이다.

체 험 자

약 2개월 만에 4kg 감량 77에서 55로

쇼노 도모코(正野智子)
● 30세 · 여성 · 파트 타임 근무 ● 부모님과 아이 3명의 6인 가족 (남편은 지방 근무) ● 일상생활 | 하루 4시간 슈퍼 카운터 담당. 가사는 어머니와 분담하므로 보통 주부보다 부담이 적은 편. 주 1~2회 수영.

지나치게 부담을 갖지 않고 실천하는 것이 중요하다

처음 두 달간은 아침 식사 전에 '미네랄 두유 주스(이하 주스)'를 추가로 마시기만 했는데, 54kg에서 50kg으로 4kg이나 줄어든 체중을 확인하고 의욕이 솟기 시작했다.

그 뒤로 아침은 주스만, 점심은 주스와 적은 양의 식사, 저녁은 밥을 먹지 않고 반찬만 먹었다. 수영장도 열심히 다녀 다이어트를 시작한 지 두 달 만에 46.5kg을 기록했다. 그러나 좋은 시절도 잠깐, 주스를 중단하고 나도 모르는 사이 간식에 손을 대면서(가족들이 지적해 주었다) 50kg으로 되돌아가고 말았다. 한 번 실패를 맛본 다음에는 아침과 점심 식사 전에 주스를 마셨다.

내 생각엔 '미네랄 두유 다이어트'에 너무 필사적으로 매달려서는 안 되는 것 같다. 착실한 성격의 엄마와 언니는 식사량을 줄이려고 참고 또 참다가 많이 먹지 않아도 별로 공복감을 느끼지 않게 되는 이 다이어트

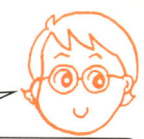

포만감이 들기 때문에 억지로 참지 않아도 자연스럽게 살이 빠진다.

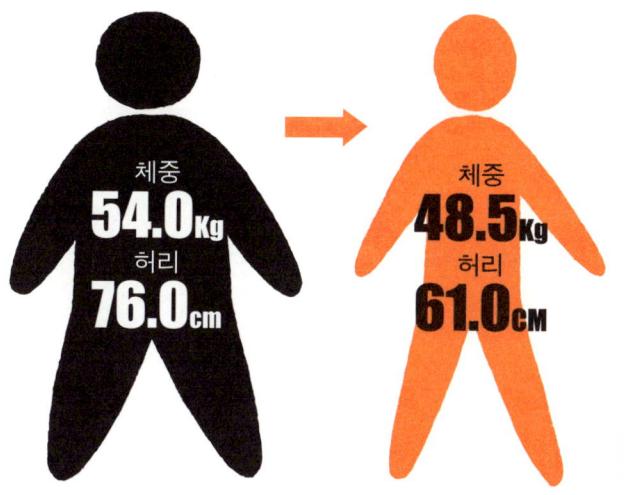

다이어트 **8**개월째

아침과 점심 식사 전에 주스를 마시고 저녁은 보통 식사로
아침 식사와 점심 식사 전에 주스를 마셨더니 포만감 때문에 식사량이 자연스럽게 줄어들었다.

사과, 당근, 두유를 기본으로 직접 주스를 만든다
사과, 당근, 두유를 기본으로, 냉장고에 있는 야채나 과일을 적당히 섞어 주스를 만든다.

신장 **156**cm

Before
주 2회 수영장에 다녔어도 체지방 36%. 77사이즈 바지도 좀 낄 정도로 하체가 뚱뚱했다.

After
체지방 25%로! 55사이즈 바지도 좀 헐렁하다. 무리하게 참지 않고 자연스럽게 간식과 식사량을 줄인 것이 성공 비결!

의 미묘한 감각을 체득하지 못하고 결국 중간에 포기하고 말았다.

나는 배가 고프거나 단것이 당기면 참지 않고 먹었다. 그런데도 간식과 식사량이 자연스럽게 줄어들었다. 그리고 두유의 이소플라본 덕분인지 생리를 규칙적으로 하게 되었다. 세 아이를 출산한 뒤 난소의 기능이 떨어졌는지 생리가 무척 불규칙했는데, 지금은 정상적으로 매달 생리를 하고 있다.

체험자

아침·저녁 주스로 7kg 감량 허리 6cm 감소

오무라 유미(大村由美)
● 36세 · 여성 · 회사원 ● 독신 ● 일상생활 | 평일 9시~17시 근무. 주로 앉아서 업무를 봄. 통근 시 걷는 시간은 5분, 주로 차를 이용. 운동량이 적은 편.

식욕을 참거나 무리하지 않으므로 스트레스도, 요요 현상도 없다

아카보시 씨의 방식에 따라 처음 3일간은 하루 세 끼 모두 주스를 마셨다. 4일째부터는 아침과 저녁에만 주스를 마시고, 점심때는 보통 식사를 했다.

그 결과 일주일 동안 3kg이 줄어 67kg이 되었다. 한 달 뒤에는 65kg, 4개월 뒤에는 다이어트를 시작할 때보다 무려 7kg이 줄어들어 63kg을 기록했다. 그 뒤부터는 저녁때만 주스를 마시고 아침과 점심엔 보통 식사를 하고 있는데, 약 5개월간 63kg을 유지하고 있다.

나는 운동량이 매우 적은데다 간식도 즐기고 기름진 음식도 자주 먹는 편이었다. 그런데 주스를 마시고 나서부터 자연스럽게 간식과 기름진 음식에 손이 가지 않았다.

지금까지 각종 다이어트 식품을 비롯하여 수많은 다이어트에 도전했고, 모두 5~10kg 감량에는 성공했지만 결국은 스트레스가 과식과 폭식으로 이어져 도로아미타불이 되곤 했다. 다이어트를 할 때마다 꼭 요요 현상이 따라왔던 것이다.

그런데 이번에는 맛있는 주스를 마시면서 살을 뺐기 때문에 무리하게 식욕을 억제할 필요가 없었고, 무엇보다 스트레스도 별로 쌓이지 않았다. 바쁜 날에는 바나나와 두유만 섞

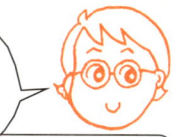

미네랄 두유 다이어트를 하면 원하는 부위부터 날씬해진답니다!

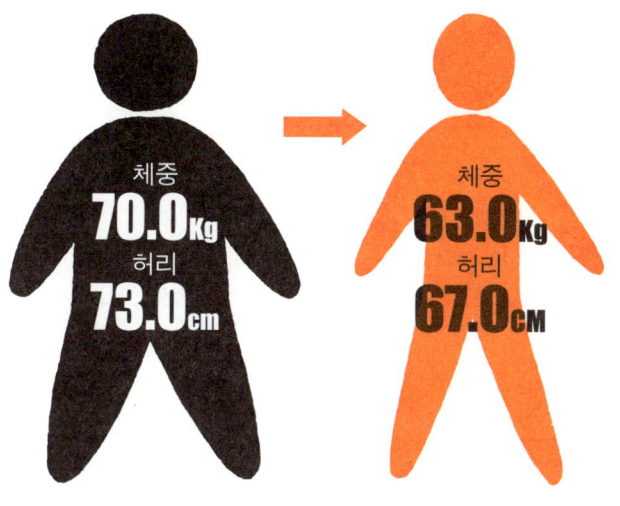

다이어트 9개월째

3일간 세 끼 모두 주스를 마신 이후 아침과 저녁은 주스만, 점심엔 보통 식사로

처음 3일간은 세 끼 모두 주스에 도전. 그 뒤 4개월간은 아침과 저녁, 최근에는 저녁 때만 주스를 마신다.

야채 또는 과일에 두유를 섞은 주스가 기본. 바쁠 때는 바나나와 두유만 섞어 마신다.

바나나, 당근, 시금치, 무 등을 섞어 마시는 날이 많다. 바쁠 때는 바나나에 두유만 섞어 마시기도 한다.

신장 **155**cm

Before
다이어트 식품을 먹어 보고 수지침 다이어트 등 여러 가지 시도를 해 봤지만 모두 5~10kg 감량 후 원래 체중으로 돌아왔다.

After
허벅지가 얇아져 청바지가 헐렁해졌다. 하체뿐만 아니라 상체도 날씬해져 작년에 산 재킷이 남의 옷처럼 커졌다.

어 마시는 등 유연성을 발휘했다. 미네랄을 충분히 섭취해서 그런지 손톱과 발톱도 튼튼해졌다.

친정 어머니도 미네랄 두유 주스 효과를 보다

나이 50대의 친정 어머니도 아침 식사 대신 주스를 마시기 시작했다. 그 결과 2주 동안 체중 2kg을 감량하고, 혈압과 콜레스테롤 수치도 낮아졌다면서 매우 만족해하신다.

체험자

한 달 만에 3kg 감량
아침 주스만으로 50kg대에서 40kg대로

아오타 노리코(靑田紀子)

● 39세 · 여성 · 회사원 ● 남편과 아이 1명의 3인 가족 ● 일상생활 | 매일 아이를 유치원에 데려다 줌. 출근 시간은 40분. 사무 업무 중심. 특별한 운동은 하지 않음.

야채와 과일을 충분히 섭취하고 있다는 만족감이 포인트!

어느 날 계절이 바뀌어 옷장 정리를 하다가 1년 전에 산 바지(스판 바지 아님)를 꺼내 입어 보니 허벅지와 허리가 꽉 끼여 맵시가 나지 않았다.

체중도 조금씩 불어나더니 1년 새 3kg이나 증가했다. 그러나 갱년기 비만으로 포기하기에는 아직 억울하고 젊은 나이라는 생각에 마음을 단단히 먹고 난생 처음으로 다이어트에 도전했다.

미네랄이 듬뿍 들어 있는 건강에 좋은 주스를 마시면서 날씬해질 수 있는 방법이라는 정보에 귀가 솔깃해져 '미네랄 두유 다이어트'를 실행하기로 결심했다.

큰 기대를 갖고 시작했지만 처음 2주간은 51.8kg의 체중이 51.2kg, 51.4kg 등으로 그램 단위로밖에 줄지 않아 실망감이 컸다. 하지만 도중 하차하지 않고 지속할 수 있었던 이유는 주스의 맛이 좋았기 때문이다.

게다가 야채와 과일을 듬뿍 섭취하고 있다는 만족감이 들었다. 회사에서는 점심 시간에 주로 외식을 하기 때문에 야채류를 거의 섭취하지 못한다. 그런데 바쁜 아침에 주스를 마시게 되면서부터 남는 시간을 이용해 아이를 찬찬히 챙겨 줄 수도 있었다. 직접 만들어 마시는 경우가 대부분이지만 가끔씩 시판되는 주스를 이용하

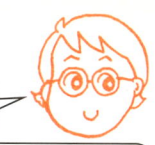

비타민과 미네랄, 두유를 매일 섭취하면 피부도 예뻐진답니다!

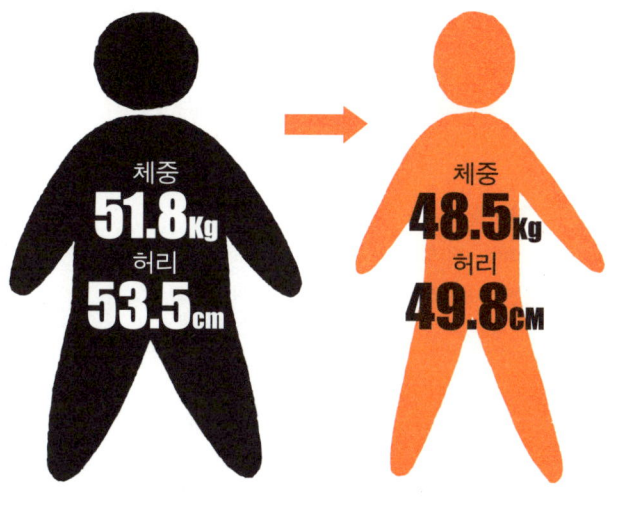

다이어트 3개월째

아침 식사는 주스만, 점심 땐 회사 근처에서 외식, 저녁엔 아이와 보통 식사

평일 아침엔 주스만 마시고 점심땐 외식, 저녁엔 아이와 함께 보통 식사를 한다. 주말에는 세 끼 모두 보통 식사로.

야채 2종류 또는 과일 2종류에 두유를 섞어 직접 주스를 만든다

냉장고 속의 야채와 과일을 적당히 섞어서 푸드 프로세서로 직접 주스를 만든다. 시판되는 야채 주스를 마시는 날도 있다.

신장 **158**cm

Before
1년 전보다 체중이 3kg 증가한 상태에서 작년에 산 모직바지를 입었다가 허벅지가 꽉 끼는 바람에 당황했다.

After
건강 검진 결과 중성 지방과 콜레스테롤 수치가 감소했다. 피부에 윤기가 돈다는 말을 들었다.

는 날도 있었다.

결국 3주째부터 눈에 띄게 체중이 줄더니 한 달 만에 3kg 감량에 성공했다! 몇 주 전까지만 해도 허리와 허벅지가 꽉 끼던 바지도 헐렁해질 만큼 날씬해졌다.

다이어트를 시작한 지 3개월째 되는 지금도 감량한 체중을 그대로 유지하고 있다.

체험자 4

시판되는 주스에 두유를 섞어 마신 결과 15kg 감량 사이즈 down!

하타 요코(幡陽子)

● 42세 · 여성 · 피아노 강사 ● 남편과 2인 가족 ● 일상생활 | 주 4일간 피아노 강사를 하며 편도 30분 통근. 도보 거리는 5km. 자택에서도 레슨을 함. 가사도 도맡고 있음.

시판되는 주스로도 식사량이 자연스럽게 줄었다

나는 아침에 주스를 만들 시간이 없을 정도로 바빴기 때문에 시중에서 살 수 있는 주스만으로 다이어트에 도전했다.

아침 식사는 조제하지 않은 두유와 시판되는 야채 주스, 요구르트만으로 했다. 점심엔 보통 식사를 하고, 저녁 상에는 두부 · 생선 · 대두 · 해조류 · 곤약 등의 저칼로리 음식을 주로 올렸다.

이런 식사 패턴을 3개월 동안 유지하자 체중이 10kg이나 줄었다. 그리고 5개월 반이 지나자 무려 15kg이 줄어 70kg까지 감량하는 데 성공했다.

지금도 조금씩 계속 날씬해지고 있는 중이다.

'미네랄 두유 다이어트'는 무엇보다 무리하게 식욕을 억제하지 않아도 되기 때문에 오래 지속할 수 있었던 것 같다. 배고픈 다이어트는 아무리 효과가 크다고 해도 오래 지속할 수 없다는 단점이 있다. 주스를 마시기 시작하면서 간식을 먹지 않게 되었고, 저녁을 저칼로리 식단으로 차려 먹어도 밤에 출출하거나 왠지 부실하다는 느낌이 들지 않았다.

예전에도 체중 감량을 목표로 식사량을 줄여 보았지만 모자란 만큼을 반드시 군것질이나 다른 방법으로 섭취하게 되어 결국은 제대로 된 효과

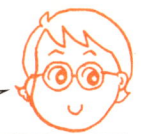

시판되는 주스로도 이만큼 성과를 올릴 수 있답니다!

다이어트 **5**개월째

아침은 두유에 시판되는 주스를 섞어서, 점심은 보통 식사를, 저녁은 가볍게

아침 식사는 두유와 시판 주스, 요구르트로, 점심은 보통 식사, 저녁은 가벼운 다이어트 메뉴로 했다.

두유와 시판되는 야채 주스만으로 날씬해졌다

아침은 조제하지 않은 두유에 시판되는 야채 주스와 요구르트를, 저녁 식사는 두부·생선·대두·해조류·곤약 등으로.

신장 **162**cm

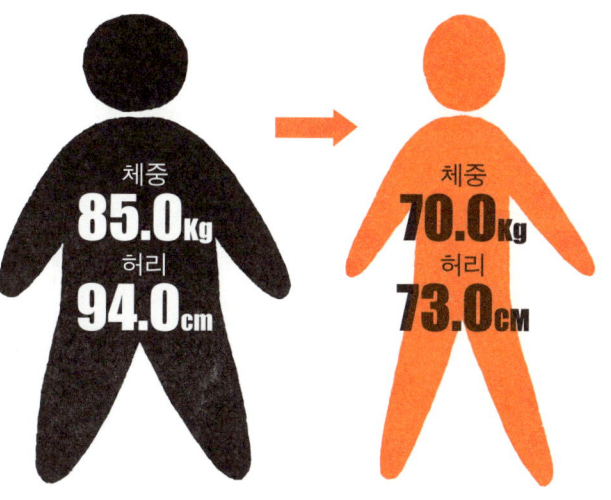

체중 **85.0**Kg
허리 **94.0**cm

체중 **70.0**Kg
허리 **73.0**cm

Before
평소에도 식사량을 줄이는 등 다이어트에 노력을 기울였으나 눈에 보이는 성과가 나타나지 않았다. 체지방은 무려 39.5%.

After
정장 사이즈가 2치수나 줄어들어 모두 다시 마련했다. 변비도 없어지고 피부도 매끈해졌다. 체지방은 26.5%로 감소.

를 보지 못했다.

다이어트를 시작하고 나서 변통도 좋아져 매일 상쾌한 기분으로 하루를 시작하고 있다. 뾰루지도 없어져서 피부도 깨끗해졌다. 그리고 사이즈가 2치수나 줄어들어 정장을 전부 다시 마련하느라 즐거운 비명을 지르고 있다!

체험자 5

3주 만에 3kg 감량
허리 둘레 5cm 감소

모모타 에츠코(桃田惠津子)

● 54세 · 여성 · 주부 ● 남편과 2인 가족 ● 일상생활 | 전업 주부로서 가사와 남편을 돌보는 정도의 운동량. 외출을 자주 하므로 걷기 운동은 하는 편이지만 특별한 운동을 별도로 하고 있지는 않음.

아침 주스만으로 체중을 3kg 감량!

갱년기에 접어들면서 살이 찌기 시작해 평소에 아끼던 스커트마저 입지 못할 지경에 이르렀다. 외출을 자주 하는 편이라 어느 정도 운동을 하고 있다고 생각했는데 매우 충격적이었다.

당황한 나는 아카보시 씨가 소개한 '미네랄 두유 다이어트'를 실천해 보기로 결심했다.

첫날은 세 끼 모두 주스로, 둘째 날은 아침과 점심만 주스로, 셋째 날은 저녁에만 주스를 마셨다. 그런데 저녁때 퇴근해서 혼자 식사하는 남편의 모습이 너무 처량해 보였다. 그래서 결국은 아침에만 주스를 마시기로 계획을 바꾸었다.

그로부터 7개월이 지난 지금도 계속해서 아침 주스를 마시고 있다.

미네랄 두유 주스의 효과가 나타나기 시작한 것은 3주 만이었다. 체중이 3kg, 허리가 5cm나 줄어든 것이다. 턱 밑에 늘어져 있던 살도 어느새 자취를 감추게 되어 친구에게 얼굴이 갸름해졌다는 기분 좋은 소리를 들었다. 그 뒤로도 3kg 줄어 든 체중을 계속 유지하고 있다.

나는 야채와 과일을 주서로 짜 낸 주스에 잘게 썬 바나나를 두유와 함께 넣어 마셨다. 씹는 맛도 있어 더욱 만족감을 느꼈던 것 같다. 특히 오렌지색과 녹색 주스를 번갈아 만들어

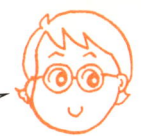

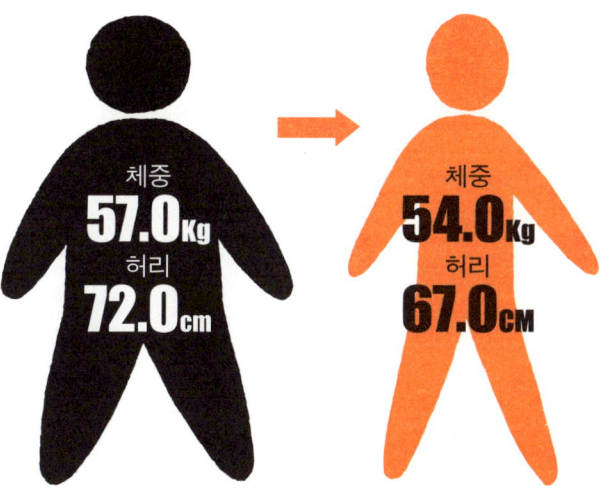

갱년기에 접어들어도 미네랄 두유 주스로 확실히 살을 뺄 수 있습니다!

다이어트 9개월째

아침만 주스, 점심과 저녁은 보통 식사로
아침에는 야채와 과일과 두유로 만든 주스를, 점심과 남편과 함께하는 저녁은 보통 식사로.

오렌지와 녹색 주스를 교대로
오렌지색 주스의 재료는 사과·당근·토마토·레몬·바나나. 녹색은 시금치·양배추·당근·레몬·바나나. 두 가지 모두 두유를 첨가한다.

신장 **152cm**

체중 **57.0Kg**
허리 **72.0cm**

체중 **54.0Kg**
허리 **67.0cm**

Before
아끼던 스커트를 입지 못하게 된 충격을 계기로 꼭 그 스커트를 입고 거리를 활보하겠다고 다짐하며 다이어트 시작.

After
허리가 5cm나 감소. 염원하던 스커트가 여유 있게 들어가고 아래턱도 줄어들었다. 내게 더 이상 갱년기 비만은 없다.

마심으로써 주스 색깔에도 변화를 주려고 노력했기 때문에 싫증도 느끼지 않았다.

또한 주스를 마시면서부터 신기하게도 공복감을 별로 느끼지 않게 되었고, 단것을 좋아하던 식습관도 사라졌다. 이제는 더 이상 갱년기 비만을 걱정하지 않게 되었다.

체험자 ⑥

한 달 만에 2kg 감량 후
6개월간 총 4kg 감량

미치다 유키노부(道田幸信)

● 39세 · 남성 · 회사원 ● 독신 ● 일상생활 | 통근에 편도 45분. 외근을 하기도 하지만 기본적으로는 사무 중심. 열흘에 한 번 정도 수영을 함.

> 남성도 살을 뺄 수 있습니다. 제 남편도 몰라보게 날씬해졌답니다.

아침에 마신 주스와 두유만으로 4kg 감량!

매일 아침 가게에서 파는 야채 주스(토마토 주스)에 두유를 섞어 300~400cc를 마시고 있다. 다이어트 시작 4주 만에 체중이 2kg 줄었고, 6개월 뒤에는 총 4kg을 감량하여 60kg이 되었다.

청바지가 너무 헐렁해져서 재활용 상자에 버릴 수밖에 없었다. 체지방도 6포인트나 내려가 14%가 되었고, 전보다 변도 잘 본다. 매일 일정한 시간에 상쾌한 기분으로 출근할 수 있게 되었고, 컨디션도 좋아졌다.

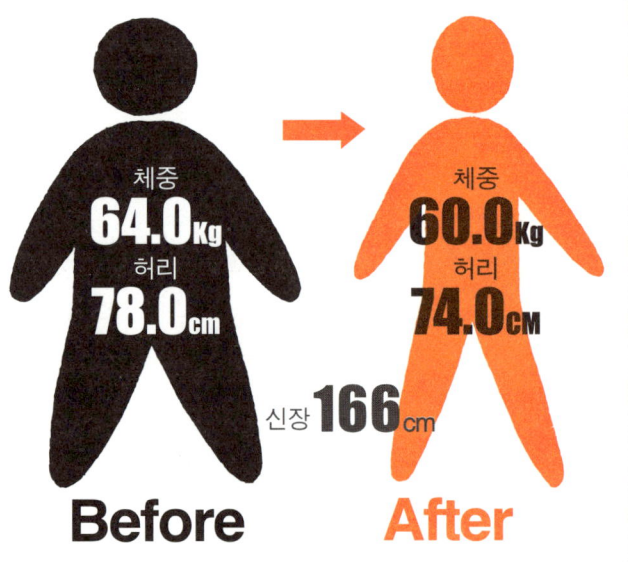

다이어트 7개월째

아침만 시판되는 야채 주스와 두유로
아침은 시판되는 야채 주스와 두유로, 점심과 저녁은 거의 외식을, 밤에는 술을 마실 때도 많다.

시판되는 야채 주스와 두유, 요구르트
시판 야채 주스 1컵(약 150cc), 두유 1.5컵(약 200cc)을 아침에 마신다. 요구르트를 마시는 날도 있다.

체험자 7

2주 만에 2kg 감량
허리는 4cm 감소

라면은 다이어트의 적! 한번 나온 배는 쉽게 들어가지 않습니다.

마츠다 히데오(松田秀雄)
- 42세 · 남성 · 회사원 ● 아내와 2인 가족 ● 일상생활 | 통근에 편도 30분. 외근을 하기도 하지만 기본적으로는 사무 중심. 특별한 운동은 하고 있지 않음.

아침에 주스를 추가했을 뿐인데 날씬해졌다

볼록 나온 배를 어떻게 좀 해 보라는 아내의 성화에 아침에 주스를 마시긴 하겠지만 밥도 먹겠다고 하고는 다이어트를 시작했다. 주스를 마신 뒤 밥 · 된장국 · 야채 · 생선 · 달걀 등을 먹었지만 포만감 때문에 식사량이 줄었다. 저녁때까지도 공복감이 느껴지지 않아 결국 아침(주스와 밥)과 저녁 두 끼만 먹게 되었다. 식사 뒤에도 종종 "라면 1그릇 추가!"를 외치던 습관도 사라졌다. 덕분에 2주 만에 2kg 감량에 성공했다.

다이어트 20일째

아침 식사 전에 주스를 마신다
아침에 직접 만든 주스를 400cc 마시고 나서 아침 겸 점심 식사를 한다. 저녁은 주로 외식, 밤에 술을 마실 때도 많다.

야채와 과일 주스에 두유를 섞는다
야채와 과일 4~5종류를 섞어 두유를 첨가한 주스(아내가 만들어 줌)를 아침 식사(밥) 전에 마신다.

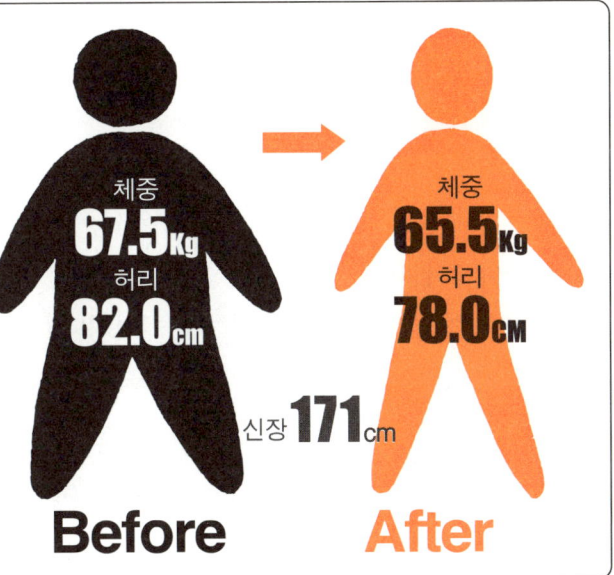

미네랄 두유 다이어트 체험담

■ 에필로그 — 비만과 싸워 이기자

미네랄 두유 다이어트에는 금기 사항이 없다

1950년대의 영화나 드라마를 보면 놀랍게도 배우들이 하나같이 날씬합니다. 또한 제가 어렸을 때만 해도 뚱뚱한 초등학생이 드물었는데, 지금은 통통한 아이들이 많습니다. 그러고 보니 예전에는 어른이나 아이 모두 날씬했던 것 같습니다.

지금 우리는 비만과 싸워야 하는 시대에 살고 있습니다. 사회 전체가 고칼로리·고단백·고지방의 이른바 '3고 시대'에 돌입했다고 해도 과언이 아닙니다.

이러한 시대를 살아가는 우리는 대체 어떻게 비만과 싸워야 할까요? 그에 대한 하나의 답이 될 수 있는 것이 바로 '미네랄 두유 다이어트'입니다.

건강을 위해서는 야채와 과일을 많이 섭취하여 몸속에 미네랄을 공급해야 하고, 그러기 위해서는 주스로 만들어 마시는 방법이 가장 편리하다는 아주 단순한 논리입니다. 야채의 종류에는 정해진 것이 없습니다. 가능하면 제철 야채를 골라 여러 종류를 섞어 마시기만 하면 됩니다. 과일도 마찬가지고요. 제 친구는 믹서에 야채를 좀 적게 넣고 갈아 주스 찌꺼기까지 다 마셔 버린다고 합니다. 저는 평소에 주서에 많은 양의 야채를 넣어 주스를 짜 낸 다음 찌꺼기는 요리에 사용하고 있지만 요리로 재활용하는 일이 번거롭게 느껴지는 날에는 그냥 믹서에 갈아 마시기도 합니다.

미네랄과 비타민, 식이섬유를 간단히 섭취할 수 있는 '미네랄 두유 다이어트'. 몸에 나쁠 리가 없겠죠? 이 다이어트를 실천한 친구들은 모두 서서히 살이 빠졌고, 입을 모아 간식량이 줄었다고들 말합니다. 왜일까요?

인간은 고른 영양소가 충분히 공급되면 식욕이 정상 가동하게 됩니다. 그래서 '고칼로리·고단백·고지방'의 유혹을 이겨낼 수 있게 되는 것입니다.

지금 즉시 찬장 구석에서 주서를 꺼내세요! 그리고 당장 오늘부터 '미네랄 두유 다이어트'를 실천하며 야채와 과일이라는 지구의 선물을 알뜰하게 마셔 버리세요!

지은이

지은이 | 아카보시 다미코

만화가 · 수필가.
1957년 미야자키(宮崎) 현 출생.
1979년 코믹 만화가로 데뷔.
현재 녹음이 짙은 치바(千葉) 현에서 남편, 고양이와 함께 환경 친화적인 생활을 하고 있으며 그 경험을 테마로 강연을 하고 TV에 출연한 적도 많다.
1997년에 자궁암 수술로 자궁과 난소를 적출한 탓에 40대 전반부터 갱년기 장애에 시달렸다.
잡지 연재 외에 만화 단행본, 수필집 《쓰레기를 최소화하는 생활의 비결》, 《옛! 암을 극복한 아카보시입니다》 등 저서도 다수.

옮긴이 | 최수진

이화여대 철학과를 졸업한 뒤 명지대 번역 작가 양성 과정을 수료했다.
현재 일본어 번역 프리랜서로 활동 중이다.
옮긴 책으로 판타지 라이브러리 《몬스터 퇴치》, 《영웅열전》, 《신검전설 II》, 《끝까지 듣는 사람 끝까지 말하는 사람》(이상 들녘), 《인터넷 비즈니스 백서 2000》(중앙M&B), 《할 수 있다! 윈도 2000》 시리즈, 《홈페이지에 바로 활용하는 Java-Script》(이상 영진.com), 《워드 2002 기획과 실전》(교학사), 《우리집 수납 정리》(아카데미북) 등 여러 권이 있다.

미네랄 두유 다이어트

초판 1쇄 발행 | 2005년 2월 5일
초판 2쇄 발행 | 2009년 3월 5일

지은이 | 아카보시 다미코
옮긴이 | 최수진
펴낸이 | 양동현

펴낸곳 | 도서출판 아카데미북
출판등록 | 제 13-493호
주소 | 서울시 성북구 동소문동 4가 124-2
대표전화 | 02)927-2345 팩시밀리 | 02)927-3199
이메일 | academybook@hanmail.net

ISBN 89-5681-037-0 13570

잘못 만들어진 책은 바꾸어 드립니다.

MINERAL TONYU DIET by AKABOSHI Tamiko
Copyright ⓒ 2004 AKABOSHI Tamiko All rights reserved.
Originally published in Japan by SHOGAKUKAN,INC. ,Tokyo
Korean translation rights arranged with SHOGAKUKAN,INC. Japan
through THE SAKAI AGENCY and TONY INTERNATIONAL.

이 책의 한국어판 저작권은 토니 인터내셔널을 통해
THE SAKAI AGENCY와의 독점계약으로 도서출판 아카데미북에 있습니다.
저작권법에 의해 한국 내에서 보호를 받는 저작물이므로
무단 전재와 무단 복제를 금합니다.

www.academypub.com